Dr.石松の

急変対応がスッキリわかる本
―病態の理解からドクターコールまで―

石松　伸一　聖路加国際病院 副院長 / 救急部 部長

総合医学社

●●● はじめに ●●●

急変とはどんなに予測して万全の体制で臨んでいても起こるものですし，とくに新人の方は，できれば自分の受け持ち患者さんの急変には出会いたくないと思っているのが正直な気持ちでしょう．またベテランの方も自分が新人の頃に受け持ちをしていて急変で不幸な転帰をとられた患者さんの顔は一生忘れられず今でも思い出すと思います．

一方チームの中でみると，きっと医学的には予測や早期の対処が困難であった急変事例も，振り返りをしているうちにチームの中で最も経験の浅いスタッフのせいにされてしまったり，チームはそう思わなくてもその個人が「自分のせいで」と思い込んでしまうような悲しい現実があることも事実です．こういったことは個人やチームの仕事へのベクトルを悪い方向にもっていく可能性も大きいですし，仕事に対する無力感や失望など，我々医療職にとっては，労働環境や処遇と同じほど大切なことだと思うのです．

この本では急変の原則（なぜ起こる？　どう対処する？　どう防ぐ？）から急変に遭遇したチームはその後どうしなければならないか，私の経験や皆さんの経験談を基に解説してあります．その中には意外と知らなかった，感覚的にはわかっていたが理論として知らなかったことがたくさんあることと思います．

患者さんの急変とはもちろん患者さんご自身やご家族にとっても，大変なことですし，当然，我々医療職にとってもつらいことです．どうかそのつらいベクトルを日常の業務の意欲や仕事のやりがいにつながる方向にもっていくきっかけになればと思っています．一人でも多くの患者さんとスタッフの幸せのために．

2018 年 6 月

石松 伸一

●●● 目　次 ●●●

Part 1

急変のキホン

1-1 急変とは何か

急変の定義

> **急変の定義**
> - 急変とは，通常の業務を中止してまで介入しなければならない患者の容態変化のこと
> - 時にバイタルサインの変化を伴い，生命の危機となることがある

　患者の容態の急な変化のことを「急変」と医療者は呼んでいましたが，いつの間にか「急変」が熟語として辞書にも載るようになり，社会でも認識されるようになってきました．名古屋大学の山内豊明先生は上記のように急変を定義しましたが，生命や予後の危機を回避する必要があることから，「時に……ことがある」と追記しました．

急変対応のポイント

> - フィジカルアセスメント能力：患者の容態変化を的確に把握する能力
> - 心肺蘇生：BLS，ACLS，ICLS（図1，2）
> - RRS（Rapid Response System）：院内急変対応システム

BLS
Basic Life Support，一次救命処置．
ACLS
Advanced Cardiac Life Support，二次救命処置．ALS（Advanced Life Support）ともいいます．
ICLS
Immediate Cardiac Life Support，医療者のための蘇生トレーニングコースで「突然の心停止に出会ったときにどのように対処すべきか」が学習目標となっています．

　急変対応のポイントとして，医療者個人のスキルのレベルでは，アセスメント能力，観察力，心肺蘇生法の技術などがあり，病院や施設のレベルでは院内急変対応システム（Rapid Response System：RRS）の構築などさまざまなものがあります．個人のスキルを上げ，組織としての体制を作り上げることで，初めて急変対応が「うまくいく」ようになるのです．

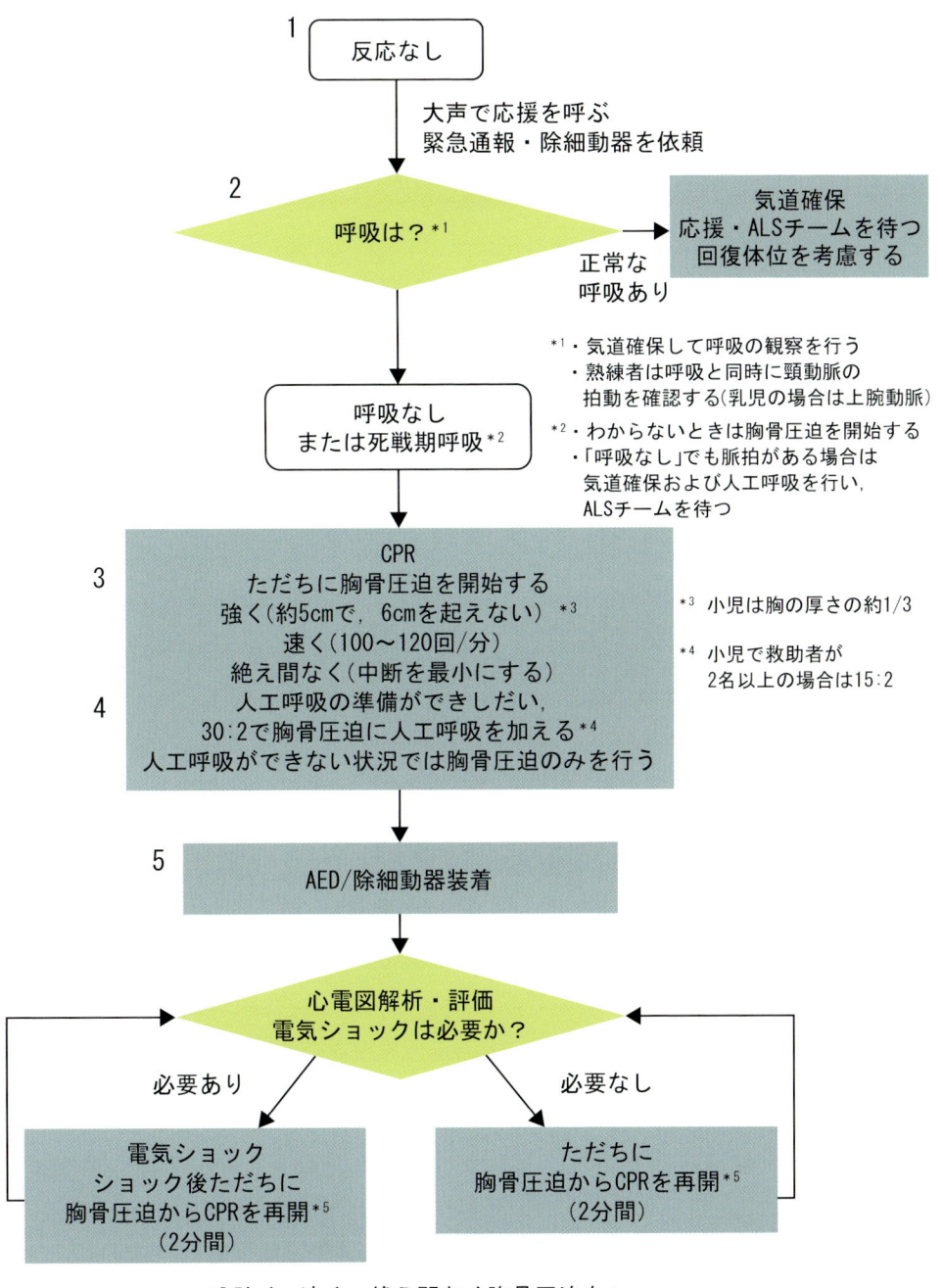

1 反応なし

大声で応援を呼ぶ
緊急通報・除細動器を依頼

2 呼吸は？*1

気道確保
応援・ALSチームを待つ
回復体位を考慮する

正常な
呼吸あり

*1・気道確保して呼吸の観察を行う
　・熟練者は呼吸と同時に頸動脈の
　　拍動を確認する(乳児の場合は上腕動脈)

*2・わからないときは胸骨圧迫を開始する
　・「呼吸なし」でも脈拍がある場合は
　　気道確保および人工呼吸を行い，
　　ALSチームを待つ

呼吸なし
または死戦期呼吸*2

3

CPR
ただちに胸骨圧迫を開始する
強く(約5cmで，6cmを起えない)*3
速く(100〜120回/分)
絶え間なく(中断を最小にする)
人工呼吸の準備ができしだい，
30:2で胸骨圧迫に人工呼吸を加える*4
人工呼吸ができない状況では胸骨圧迫のみを行う

4

*3 小児は胸の厚さの約1/3

*4 小児で救助者が
　 2名以上の場合は15:2

5 AED/除細動器装着

心電図解析・評価
電気ショックは必要か？

必要あり

必要なし

電気ショック
ショック後ただちに
胸骨圧迫からCPRを再開*5
(2分間)

ただちに
胸骨圧迫からCPRを再開*5
(2分間)

*5 強く，速く，絶え間なく胸骨圧迫を！

ALSチームに引き継ぐまで，または患者に正常な呼吸や
目的のある仕草が認められるまでCPRを続ける

図1　医療用BLSアルゴリズム

(日本蘇生協議会 監修：JRC蘇生ガイドライン2015. 医学書院, p49, 2016より転載)

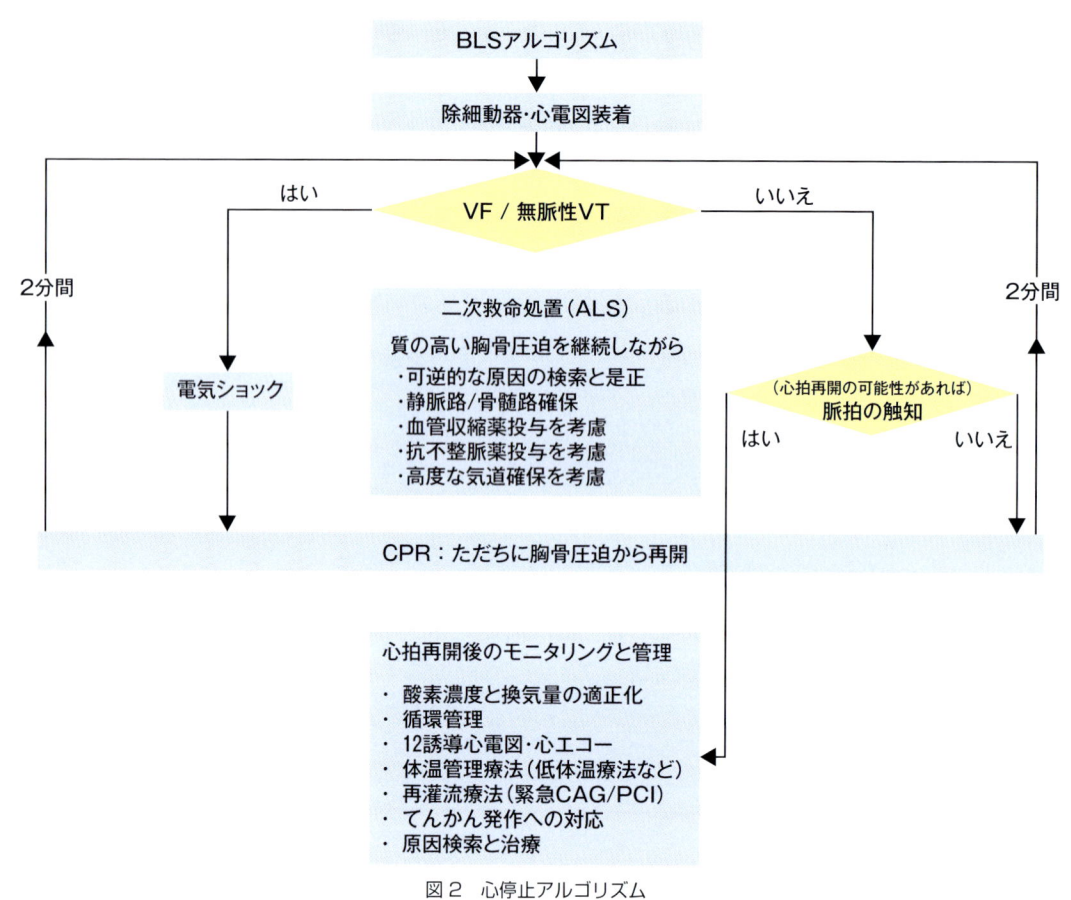

図2　心停止アルゴリズム

（日本蘇生協議会 監修：JRC 蘇生ガイドライン 2015. 医学書院, p48, 2016 より転載）

急変の病態

●意識障害
●ショック
●外傷（転倒・転落含む）
●災　害

　患者さんが入院している原因となっている疾患はさまざまですが，「急変を起こす」「急変になりやすい」病態や疾患は限られています．その病態を理解し，対応について知ることによって急変対応もスムーズに，しかも自信をもって行うことができるようになります．

1-2 急変時の ABCD

急変には ABCD があります．蘇生の ABC ではなく，急変の ABCD です．

> 蘇生の ABC ではなく，急変時の ABCD
> A：Anticipate（予測）
> B：Behave（行動）
> C：Communication（意思疎通）
> D：Document（記録）

A：Anticipate（急変を予測する）

最も大切なのは急変の予防です．

> ●最も大切な「急変」の対応は「予防」です．そのためにはフィジカルアセスメント能力と勘を働かせて「予測」して準備することが必要です
> ●そうすることによって，急変を未然に防いだり，起こっても最悪の結果を回避することができます

急変は起こらないに越したことはありません．急変は予測外のことが起こるから，急変というのであって，予測内で対応していれば急変にはなりません．

そのためには，フィジカルアセスメント能力と勘が必要です．看護師の勘を，医師はむしろものすごくあてにしています．看護師が何か危ないと思ったことを，医師は共有したいと思っています．

本当はその勘について，「何か嫌な感じ」というのが何かということを言語化して，共有したいのです．でも，それがなかなかできないから，こういった勘を働かせて，予測して準備をすることになります．すると，急変は未然に防げるのです．何度もいうように，急変は起こらないに越したことはありません．

急変を予測することのもう一つのメリットは，起こったとしても最悪の結果を回避し，予後を悪くしないということです．いろいろな可能性を理論的に予測しましょう．もちろん悪いことばかり考えたらきりがないということはありますが．

　例えば，糖尿病の患者さんで，

- ●発熱があって
- ● CRP（C 反応性蛋白）が 25mg/dL を超えている
- ●次には「敗血症性ショック」が予測できます

　その患者さんが病棟で転倒するという予測はしないかもしれませんが，そういうことが予測できると，少なくとも敗血症性ショックになった場合，患者さんの変化に素早く対応することはできます．

B：Behave（行動）

ひとたび急変が起こってしまったときには，即座の行動が必要です．

- ●立ち止まってじっくり考える余裕はありません
- ●行動の一つに，「蘇生法」があります．繰り返し訓練して，しっかり身につける必要があります

「蘇生法って，手はどこの位置で，何回だったっけ」ではなく，それが自然にできるように普段から繰り返し訓練するのです．

「えーっと，次は何を持って来てもらうんだっけ」ではなく，

- ❶まず応援要請をして
- ❷ AED を持ってきてもらう
- ❸胸骨圧迫を開始する
- ❹ AED が来たら，胸骨圧迫を代わってもらい
- ❺バッグバルブマスクが来たら人工呼吸を開始
- ❻ AED を装着

❼ AED の手順通りに行ってもらう

ということを淡々と，どういった場面でも，それが流れで出てくるようになるといいと思います（**図3**）.

C：Communication（意思疎通）

●意思疎通は急変が起こったときにとても重要です
●まずは同僚との連絡，主治医，担当医との連絡，ご家族に連絡など

誰との意思の疎通かというと，

・同 僚

例えば，一緒に勤務している夜勤のもう1人の相棒です．あなたが個室の中に入って，患者さんの容態がおかしくて，倒れているのを発見したとします．相方を呼ぼうとしても，相方は休憩中だったり，他の個室に入ったりして，大きな声で呼んでも誰も聞いてくれない．そういうときに連絡するのにどうしますか．例えば，夜勤の看護師はみんな PHS を持っていて，お互いに姿が見なくても，呼び出しが可能といったハード面の準備が必要です．

・主治医

主治医，担当医へ急変の連絡をします．

・患者家族

次は家族に病院に来てもらわないといけません．家族に連絡するなど，いろいろな人への連絡が必要です．このとき，慌てている家族の心情への配慮も当然必要です．

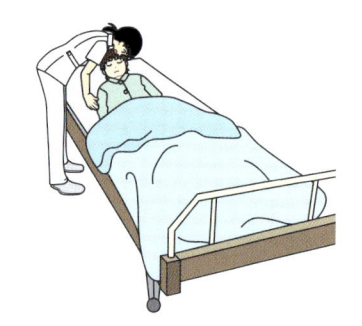

①急変を発見したら，まず応援要請
② AED を持ってきてもらう

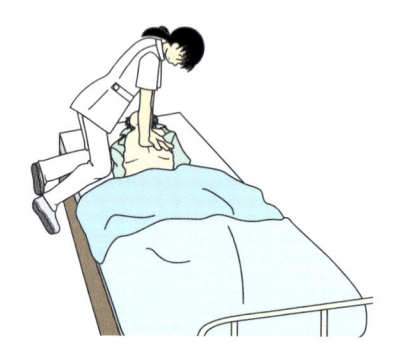

③胸骨圧迫を開始する

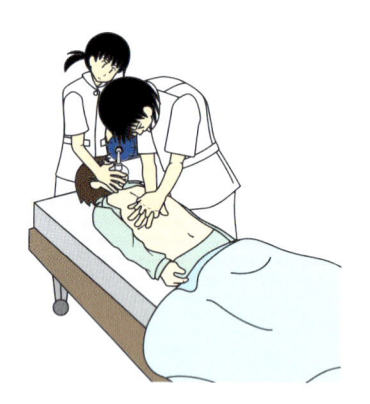

④ AED が来たら，胸骨圧迫を代わってもらう
⑤バッグバルブマスクを用いた人工呼吸を開始

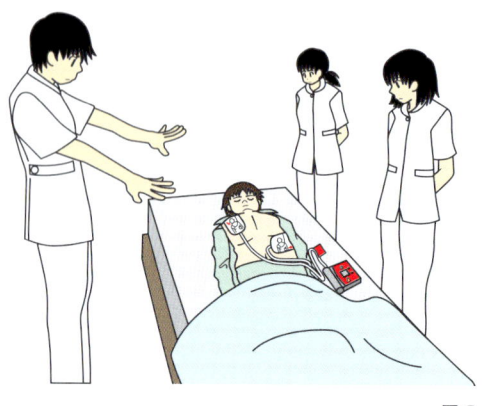

⑥ AED を装着
⑦ AED を開始

図 3　蘇生の流れ

D：Document（記録）

一連の急変の中で，忘れがちなのが急変の記録です．

- ●その後の振り返りのためにも正しい記録を残す必要があります
- ●発生当初はメモ書きなどでかまいません．時間経過を関係者と確認した後，正式な記録として残します

なぜ大事かというと，その後の振り返りをするために正しい記録を残す必要があるからです．

- ●何時に何が起こったのか
- ●最初にどのように発見したのか
- ●次にどのような薬剤が投与されて，どのような処置がされたのか

発生した直後はメモ書き程度でいいです．例えば，見つけた人がすぐにメモ書きで，何時何分にモニターの波形がどうこうなど，時間経過を残します．最終的に看護記録として残すときに，関係者と確認して，正式な記録として残します．

あいまいな記憶で残すのではなく，特に急変を起こしたときには，記録はしっかりと複数の目で見ていくことが大切です．

当然，モニターをつけている患者さんだったら，モニターに時間が記録されており，波形が残っていたりします．

そこで重要なのが，実は皆さんの病院で使っている心電図モニターや除細動の時計です．

例えば，裁判になったとします．

- ●午前3時15分に医師が除細動を行いました

ところが，モニターの記録は時計がずれていて，

- ●記録では，3時15分に除細動を行ったと言うけれど，モニターの記録では3時5分となっている

となると，モニターの記録は証拠として不十分ということにもなりかねません．モニターには，いろいろな時計がたくさんあります．インターネットにつながっているパソコンはいいのですが，つながっていない心電図モニターなどは，下手をすると日付までずれていますので，そういう記録は誰かがちゃんと確認しておかないといけません．

急変を起こしたときに，モニターをプリントアウトしたものと時間がずれていると，看護師が普段行っていることの信憑性が揺らぎますから，モニターの時計を毎日1回はチェックしていただきたいと思います．

上記のようなことは，メモでいいので，誰かが記録しておかないと，記憶はどんどんあいまいになってきます．できれば急変の訓練を，病棟や病院の中でしておくといいでしょう．

必ず2人くらいで，1人が記録係，1人が処置係となります．記録係はできれば，その患者さんのいる病棟の看護師のほうが，どこに何があるかわかっているのでよいでしょう．

どうして記録を残すのかというと先ほども書いたように，振り返りをするためです．

●もっと早く察知できたのかを看護師だけではなく担当医も含めて，必ず振り返りをしてください
●どうしたら，この急変を避けられたのか

　振り返りをしないとどうなるかというと，その中にいる一番経験の浅い人の責任にされることがあります．
　「あなたが一番若いから」
　「あなたが早く言わないから」
　そうすると，言われた人はトラウマになります．後悔し，悔やみます．その患者さんの顔を一生忘れられないでしょう．それで，いつか仕事が嫌になります．ついには，耐えられなくて辞めていく人がたくさんいます．
　Document は大事ですので，「記録を残すように」しましょう．

1-3 ドクターコールのコツ

効果的なドクターコールとは

●ドクターコールしてみたけれど…

- ●連絡したのに → 医師が来てくれない
- ●来てほしいのに → 「そのまま様子みて」
- ●心配なのに → 「大丈夫じゃないの」

　看護師の皆さんが急変に対応するとき，最も近い仲間は同僚や医師のはずです．ところが医師とのコミュニケーションがうまくとれず急変を引き起こしてしまったり，対応が遅れるという事例をしばしば耳にします．特に経験の少ない看護師はこの傾向が顕著です．

●様子をみていたら「急変！」

ところが急変すると，医師は，
- ●「どうして連絡してくれなかったの？」← 何回も連絡しました！
- ●「どうしてもっと早く…」← かなり早くに連絡しました！
- ●「もっと早く対応していれば急変しなかったのに」←（悔）

　と，当の本人が悪かったように言われ，過剰に自分を責めたり，後悔の念を残すことがあります．そしてますます医師とのコミュニケーションに自信をなくしていきます．こうならないようにするには，一体どうしたらいいのでしょうか．

●コミュニケーションがとれていない？

医師とのコミュニケーションエラー
- ●伝えたいことが伝わらない

- ●してほしいことをやってくれない
- ●権威勾配（航空業界用語）

　医師とのコミュニケーションエラーは，伝えたいことが伝わらない，してほしいことをやってくれない，などが代表的です．時に個人的な問題を含むこともありますが，そこはさておき，もし医師と看護師の間に「権威勾配」という「上下関係」があって，この弊害として急変が起こるのであれば，それは解決すべき問題の一つです．

権威勾配
飛行機のコックピットの中での機長と副操縦士の関係で，これがあり，大事故につながった事例もありました．

コミュニケーションツールの SBAR（エスバー）とは

　どのように報告すれば医師にうまく伝わるのでしょうか．コミュニケーションツールの一つに「SBAR（エスバー）」というものがあります．

SBAR とは
- ●米軍で始まった，コミュニケーションの方法
  - S：Situation（状況）
  - B：Background（背景）
  - A：Assessment（アセスメント）
  - R：Recommendation & Request（提案と要求）

　これは米軍で始まった Team STEPPS（チームステップス）というチーム能力を最大限に発揮して業務の効率化と安全性を上げるための方法論（実際には教育手法）の中にあるもので，報告する際の具体的な方法について述べられています．

●伝わるドクターコールのしかたとは

　では，まず医師への報告で「悪い例」をお示ししましょう．

看護師「先生，患者さんが変なんです」

　報告を受ける医師と報告している看護師はまったく面識がないかもしれません．まして電話がかかってきてどこの誰かも名乗らずにいきなり「先生」と呼ばれても，呼ばれた側の不安は募ります．し

かも「患者さんが変なんです」と素人が言うような内容です．仕方なく．

> 医　師「どんな患者さん？」
>
> 看護師「胃癌の術後で，睡眠薬を飲んで就寝後，覚醒しません．昨日の夜まではしゃべりにくいって話していたんですが…」

連絡している医師が患者の担当医や主治医ならいいのですが，まったく知らない患者のことを年齢や原疾患も伝えずにいきなり本論に入ると，どう反応していいのかもわからず，介入しようというモチベーションも失せてしまいます．そうすると割って入るように，

> 医　師「睡眠薬で寝てるだけじゃないの？」

と伝えました．できたらベッドサイドに行かずにすませたい，という気も出てきたかもしれません．それを聞いた看護師も「ああ，そうだ，睡眠薬を飲んだ，自分が飲ませたんだ」と思い出して，

> 看護師「あ，そうかもしれません…」
> （と言ってしまいます．すると，すかさず医師は）
>
> 医　師「じゃあ，朝まで様子をみておいてください」
> （となってしまい，何の介入もないまま朝が来て，患者さんに取り返しのつかない大きな合併症が起こっていたとしても発見が遅れるのです）

結局この報告をした看護師が何を心配していて，当直医に夜中に電話までして何をしてほしかったのか，何も伝わっていないのです．これを SBAR を使って報告すると，下記のようになります．

SBAR で報告してみる

例えば

S：当直の◯◯先生ですか？ ▲病棟看護師の□□です．入院中
　　の患者さんのことについて報告と相談させていただきます

B：入院中の72歳男性に瞳孔不同があり，意識障害です．バ
　　イタルは…です．胃癌の術後4日目で，術後経過は良好，
　　昨夜からしゃべりにくいと言っていましたが，睡眠薬を服
　　用して就眠．巡視で行くと覚醒しません．心房細動（AF）
　　の既往があり，術前はワルファリンを内服していましたが，
　　周術期前に中止しています

A：脳梗塞を起こしたかもしれません

R：今，ＣＴを撮ったほうがいいか判断していただけますか

● S ：Situation（状況）

「当直の◯◯先生ですか？ ▲病棟看護師の□□です．入院中の患
者さんのことについて報告と相談させていただきます」

● B：Background（背景）

「72歳男性，胃癌の術後4日目で，術後の経過は良好，昨夜からしゃ
べりにくいと言っていました．睡眠薬を服用して就眠しました．巡
視で行くと覚醒しません．心房細動（AF）の既往があり，術前は
ワルファリンを内服していましたが，周術期前に中止したままです」

● A：Assessment （アセスメント）

看護師「脳梗塞を起こしたのかもしれません．現在のバイタルは
…」と続きます．

- ● AFでワルファリンを飲んでいる人が，手術前にワルファリ
　ンを中止するのは当然です
- ●中止すると次に何が起こるか
　「血栓症を起こすかもしれない」と推測できます
- ●また，「脳梗塞」を起こすかもしれません

ここまで言われると，聞いたほうは

●医師は「なるほど，たしかにそれはそうだな」と思い，疑いを確かめるためにいくつか質問をしてきます．いつから異常に気づいたのか，他の神経所見はないか，となるわけです．

● R：Recommendation & Request（提案と要求）

看護師「今，CT を撮ったほうがいいか判断していただけますか」

ここまで言うにはかなりの経験や自信，度胸が必要かもしれませんが，「どうしましょうか」と丸投げされるよりも，医師はどのような行動をとればよいか自ずと理解できます．「それでは患者さんのところに行って診察してみましょう」となります．

POINT

ただ単に「来てください」よりは「今，CT を撮ったほうがいいか判断していただけますか」と言われると，CT を撮るかどうかの判断を任されているのだから，そのために「診察をして客観的所見をみてみよう」となります．その結果，瞳孔不同や片麻痺もありそうで，広範囲な脳梗塞が考えられれば，CT で所見が何かみつかるかもしれない，ならば CT を撮ってみようとなります．

1-4 チームで行う急変対応

RRT と EMT

　組織ぐるみで急変の対応を行うシステムを，RRS（急変対応システム）といいますが，このシステムは大きく，RRT（急変対応チーム）と EMT（緊急対応チーム）に分けられます．EMT は実際に急変が起こったとき，院内の緊急招集（コードブルーや，スタットコールと呼ばれているもの）に対応して，その日の当番スタッフが駆けつけ対応するものです．一方 RRT は緊急時だけでなく，普段の平静時においても必要に応じて，あるいは病棟からの求めに応じて診察し，急変前から対応するチームです．

　急変が起きてからいかにうまく対応するかよりも，急変を未然に察知して対応する，急変を未然に防ぐに越したことはありません．

　急変に気をつけたいのは，まずは通常の状況下で「心配だな」と感じる患者さんです．急変する人というのは，その病棟の中では「○○さん，ちょっと不安」と，前日や日勤で皆がそう思っていることも多いでしょう．

　「少し悪かったらすぐ連絡しましょうね」みたいな漠然としたことだけ決まっていても，具体的に防ぎようがありません．

●例えば，外科の病棟の場合

- ●その日1日中，「この患者さんが心配だ」と，主治医に相談したいと思っていたとします
- ●しかし午前中，主治医が「今ちょっと外来診療を行っているから，終わってから」なんてやっていると，結局その日は相談できなかったということも起こりえます
- ●まして，手術に入ってしまい，終わるのが何時かも不明だったらなおさらです

コードブルー
患者の急変などの緊急事態が発生したことをいいます．

RRT
こういったことを病院のために通常業務から離れてやってくれる人がいるというのは，それだけ人的な余裕がないとできませんので，なかなか難しいことです．

EMT
急変が起こったときに駆けつけて，対応するだけのチームは Emergency Medical Team（EMT）．こういった EMT もまた，Rapid Response System で，急変が起こったときにまさに AED を持って駆けつけて，適切な蘇生ができます．

そこで，少し不安そうな病状に関して，RRT に連絡し，

①人工呼吸器治療中の患者さんで，訴えは聞くことができない．

②血圧を測定して，収縮期血圧はまだ低下していないが，脈拍数が増えている．

③同時に呼吸数が増えてきている，どうでしょうかと．

「これは危ないね，急変を起こすかもしれないから早めに ICU に移しましょう」「採血して，血液検査だけ追加で出しましょう」というように動いてくれます．

RRS（図4）

RRS（Rapid Response System）
- 院内急変対応システム
- 蘇生，重症患者管理に長けたスタッフがチーム（RRT）を組み，急変患者対応，急変防止の回診，相談を行う

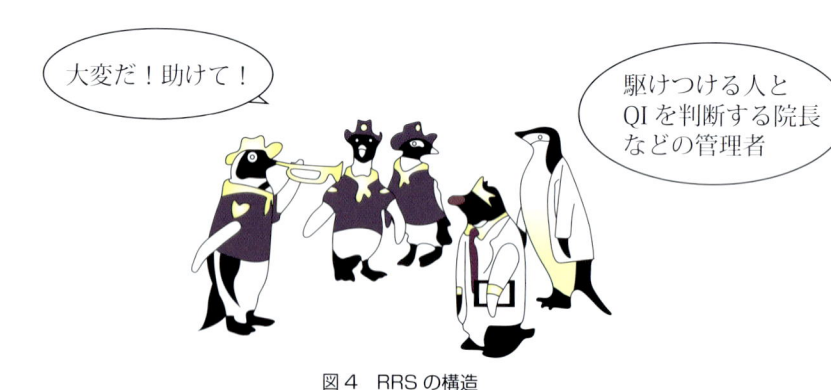

大変だ！助けて！

駆けつける人とQIを判断する院長などの管理者

図4　RRSの構造

①まず最初にラッパを吹いているペンギンがいます．「様子がおかしい」「あるいは急変だ，大変，助けて」と呼んでいます．病院，施設内の緊急呼び出し放送もこれにあたるかもしれません．

②ラッパを聞いて集まってきたのは，その他のペンギンたちの

RRS とペンギン
チームの話をするときに，なぜペンギンが出てくるかというと，ペンギンというのはいつも大勢で氷の塊の上で生活しているから，チームにみえるかなと思いました．
ジョン・コッターが組織論について書いた『カモメになったペンギン』という絵本があります．機会があったら読んでみてください．

「レスポンダー」で，いわゆる対応するチームです．

③ QI（Quality Improvement，質的改善）とは，これらのチーム活動の数値的指標を評価するものです．医療安全対策室などがこれにあたるかもしれません．このシステムを導入することによって，院内急変の発生数が減少しているか，予後が改善しているかを観察する部門です．

④ ③QI の提言に基づいて，管理者（多くは院長がこれにあたるかもしれません）が，機材購入などもっと資金が必要か，あるいは人的資源の投入が必要かどうか判断し，実行します．

Part2

症状別にみる急変対応

2-1 意識障害①（原因と意識レベルの判定方法）

意識障害の原因

●意識障害の原因

　日本救急医学会では，意識障害を「意識とは，外界からの刺激を受け入れ，自己を外界に表出することのできる機能を意味する．意識障害とは，この認知機能と表出機能が低下した状態である．意識障害は大脳資質または皮質下の広範な障害，視床下部の病変，または脳幹の上行性網様体賦活系の障害により起こる」と定義しています．

　詳細は後述しますが，救急領域における意識障害の原因は，頭蓋内病変と頭蓋外病変の2つに大きく分類されます．つまり，原因は脳の疾患だけではないのです（表1）．

　本項「意識障害①」では，まず意識障害の原因をまとめ，次に意識障害の指標である Japan Coma Scale（JCS）や Glasgow Coma Scale（GCS）を用いた意識レベルの判定方法をお示しします．そして，意識障害を起こした患者さんのフィジカルアセスメントをどのように行えばよいのかを解説します．次項「意識障害②」では，頭蓋内病変が原因で意識障害を引き起こす場合について詳しくみていきます．

表1　意識障害の原因

頭蓋内の原因	・脳血管障害，脳外傷，脳炎，脳腫瘍，水頭症，てんかん，けいれん性疾患
頭蓋外の原因	・循環器系：急性心筋梗塞，アダムス・ストークス症候群，房室ブロック，洞不全症候群，脱水 ・代謝・内分泌系：低血糖，高血糖，電解質異常，肝性脳症，腎不全，アジソン病，甲状腺クリーゼ ・中毒：アルコール，一酸化炭素，薬物 ・呼吸器系：肺疾患による低酸素，高二酸化炭素血症 ・心因性：解離性障害（ヒステリー） ・体温調節障害：高体温，低体温，熱中症

●循環器系：心筋梗塞やアダムス・ストークス症候群，房室ブロックでは脳血液循環が低下し，意識障害をきたします．洞不全症候群でも同様に意識障害が起きます．

　高齢者の場合，脱水にも注意が必要です．脱水による循環不全からの意識障害もあります．また，水分不足だけではなく，電解質異常を伴うこともあります．

●内分泌・代謝：低血糖，高血糖，電解質異常，肝性脳症，腎不全，アジソン病，甲状腺クリーゼなどです．若年者でも起こりますし，身体所見から疑うのが難しい症状です．疑ってかからないと，最初に診断がつきません．「CTを撮って，MRを撮って，脳室穿刺もやった」，それでみてみたら「低血糖」だったということもあります．

●中　毒：アルコール中毒，一酸化炭素中毒や薬物中毒があります．なかでも薬物中毒の頻度が高いです．

　薬剤を適切に自己管理できない高齢者が，処方された睡眠薬を誤ってすべて内服してしまうケースがあります．

　意識状態が悪化し搬送されてきたため，高齢者だから脳血管障害ではないか，心機能の低下もある．何なんだろうと検査をしてみると，尿中にベンゾジアゼピンが出ている．「普段睡眠薬をもらっていますか」と聞くと，「睡眠薬をいつも寝る前に飲んでいます」と言って，自宅に帰ってみると「あれ，全部飲んじゃっています」ということがあります．

　アルコールでも当然意識障害は起きます．血中濃度と酩酊度は相関があるとよくいわれますが，個人差が大きいのも特徴の一つです．

●呼吸器系：呼吸困難，肺疾患による低酸素血症，高二酸化炭素血症による意識障害があります．高二酸化炭素血症による意識障害というのはCO_2ナルコーシスなどです．

　低酸素でも意識障害は起きます．苦しいと言っているうちはいいのですが，何かボーッとしている，あるいは飲酒をして暴れているというときは，低酸素も必ず考えておかないといけません．

●心因性の解離性障害：昔はヒステリーといわれていたものです．心因性なら生命にかかわることはないですが，それ以外の場合，「意識障害だから頭蓋内病変だ」と意気込んで治療を進めていると，医師は大きな落とし穴に落とされます．いろいろな検査を実施しても意識障害の原因が究明できず，入院日数や検査項目などが増えてしまいます．

意識レベルの判定

意識レベルの判定に関しては，JCS や GCS を使います（**表2, 3**）．

表2　Japan Coma Scale（JCS）

Ⅲ	刺激しても開眼しない
300	痛み刺激に反応しない
200	痛み刺激で少し手足を動かす，または顔をしかめる
100	痛み刺激に払いのける動作をする
Ⅱ	刺激すると覚醒する
30	繰り返しの刺激でかろうじて開眼する
20	大きな声，または揺すると開眼する
10	普通の呼びかけで容易に開眼する
Ⅰ	刺激しなくても覚醒している
3	名前，生年月日が言えない
2	見当識障害がある
1	だいたい清明だが，今ひとつはっきりしない

R：不穏，Ｉ：失禁，A: 自発性喪失

表3　Glasgow Coma Scale（GCS）

E：Eye（開眼機能）	M：Motor（最良運動反応）
4　自発的に開眼	6　命令に従う
3　呼びかけで開眼	5　痛み刺激で払いのける
2　痛み刺激で開眼	4　痛み刺激に手足を引っ込める
1　開眼しない	3　痛み刺激に肘を曲げるだけ
V：Verbal（最良言語反応）	2　痛み刺激に腕を伸ばすだけ
5　見当識あり	1　まったく動かさない
4　混乱した会話	
3　混乱した言葉	
2　理解不明の音声	
1　声を出さない	

● JCS の場合

> 「JCS で Ⅰ-3 から Ⅱ-3 まで落ちました」

というと，

- ●目を開けなくなった，表情が読めない
- ●かろうじて開眼する
- ●覚醒しているけれども，ずっと目を開けている状態ではない
- ●刺激しないと目を開けなくなった

このように数字を言うだけで，患者さんの状況がわかるのです．さらに，

- ●R：不穏
- ●I：失禁
- ●A：自発性喪失

どういう「状態」になっているかというのをつけ加えます．例えば，

- ●Ⅲ-1でR

のように表現しています．

● GCS の場合

- ●開眼しているか：E が 1〜4 点
- ●発語があるか：V が 1〜5 点
  気管切開や挿管されたときは声が出ませんから，そういうときには「1」という表現をします．
- ●運動機能は：M が 1〜6 点

ですから一番意識がはっきりしている人は 15 点となります（15 点が満点です）．

MEMO
15 点だったら，JCS で比較すると I-1，あるいは意識清明です．

まったく反応がない状態の患者さんで実施すると，

- ● E が 1
- ● V が 1
- ● M が 1

となります.

　ただ，少し気をつけていただきたいのは，もともと GCS は脳梗塞，脳卒中の患者さんの意識レベルの評価のスケールではなく，脳の外傷の程度や予後を知るためのスケールです．便利なので，便宜的に意識レベルを評価するときに使っています．

　GCS は脳外科や脳神経内科で使われているようです．また，1 対 1 の対面で行う場合には両方（GCS と JCS）で判断しているところもあるようです．

意識障害のフィジカルアセスメント

　意識障害を呈する患者さんのフィジカルアセスメントは，次の順番で行うとよいでしょう.

- ●**一次評価**
  - ❶生命危機の判断（呼吸状態，循環状態）
  - ❷意識状態の評価

- ●**二次評価**
  - ❶バイタルサインの観察と評価
    - 1）呼吸状態の評価
    - 2）循環状態の評価（血圧・脈拍の変化）
    - 3）体温の評価
  - ❷瞳孔観察と評価
  - ❸頭蓋内圧亢進症状の把握と評価
  - ❹神経学的反応の観察と評価
  - ❺臭気の観察
  - ❻低血糖障害の評価
  - ❼電解質異常の評価

●まずは一次評価

まずは一次評価を行い，生命危機があるかどうかを判断します．

> ● 呼吸状態がどうか．自然呼吸ができているのか，次はもう呼吸が止まりそうなのか，舌根は，気道開通は
> ● 心停止状態なのか，循環状態がどうか
> 　・非常に徐脈になっている
> 　・あるいは血圧が低い
> 　　などの危機があるかどうか

一次評価と CAB
BLS の C-A-B と一緒ですね．
C：循環の状態
A：それから気道の状態
B：呼吸の状態
本来は B＝呼吸ですが Brain（脳）の状態にも配慮しましょう．

それから意識状態を評価します．生命危機がある，あるいは意識レベルが低ければ，ただちに BLS に移行します．

●次は二次評価

一次評価で生命危機の判断をして，意識状態を評価します．そこで生命危機がないと判断したら，次は二次評価です．

バイタルサインの観察をもう 1 度じっくり行います．最初に出てきましたね．

> ● 呼吸状態を評価する
> ● 循環状態を評価して，血圧や脈拍をみる
> ● 体温の評価

これは特に「今，血圧がいくつですか」ではなく，「以前どれくらいだったものが今どうなっているのか」を考えましょう．

例えば，もともと高血圧で上が 160mmHg，下が 120mmHg ある患者さんが，今は 120/80mmHg の場合，120/80mmHg は正常ですが，その人にとっては，もともと血圧が高く，そして薬を飲んでいないのなら，血圧が下がってきたと考えるのが妥当です．

・血圧が低下すると脳の血流が下がり，意識障害が起きます
・腎臓の血流も低下，尿が出なくなります
・体温の異常は，高いだけではなく，低いときでも意識障害が出現します

- ●2番目に瞳孔所見を観察します．対光反射，光を当てて瞳孔の反応がどうか
- ●3番目に頭蓋内圧の亢進症状があるかどうか．それがどういう原因かということを評価します．例えば，血圧の上昇と同時に徐脈があれば「クッシング現象」といって頭蓋内圧増加の所見です
- ●4番目が，神経学的反応の観察と評価です．具体的には痛み刺激にどう反応するか，持ち上げた両手を離すと落ちるかどうか，ベッドの上で膝を少し立てさせると保持できるのか，すぐに伸びてしまうのか，などです
- ●5番目に臭気の観察です．臭気というのは「呼気」の匂いです．呼気の匂いまでクンクンと嗅ぐのか，というところですが，救急外来では初診で来る患者さんの中には，アルコール中毒の患者さんがたくさんいます．そのような患者さんの呼気は全部アルコール臭がします．救急隊も「アルコール臭があります」とよく言います．しかしアルコールでない可能性もあります

  ときどきあるのは，アルコール臭だと思っていたところ，糖尿病性ケトアシドーシスでの「ケトン臭」です．アセトンという有機溶媒の匂いです．呼気の「ケトン臭」というのはわかりにくいです．少し刺激があるのでアルコールのような気がしますが，何でもかんでもアルコール臭＝アルコール中毒だと思っていると痛い目にあいます
- ●低血糖障害を評価します．ここは次の血液検査に含まれる部分もありますが，低血糖特有の症状はありません．発症の経過，随判症状（発汗，けいれん，片麻痺）を確認します
- ●最後にこのあたりは血液の検査になりますが，電解質異常があるかどうかです

上記を順番に追って，意識障害が何から来ているかを評価していきます．

体温計

今，鼓膜で簡単にすぐ測れるものや赤外線を利用したものなど，短い時間で体温を測定できます．

腋窩温は，35℃以下になると，脳を通じて，体が冷たいなと思っても，低体温の人はわかりません．詳しく測ろうと思ったら，温度計つきの膀胱内の留置カテーテルを入れるか，肛門から直腸に温度計を入れるしかありません．そういった意味では，デジタル体温計は便利だけれども，状況に応じて測定部位を考慮した体温の評価が大事です．

2-2 意識障害②（意識障害を引き起こす頭蓋内病変）

前項で述べたように，意識障害の原因は2つに大別されます．本項では，その1つ「頭蓋内病変」による意識障害を疑う患者さんの観察ポイントを解説します．

脳の障害部位と異常呼吸パターン

呼吸のパターンで，脳の損傷部位をある程度推測することができます（**図1**）．

チェーン・ストークス呼吸

中枢性のチェーン・ストークス呼吸は，両側の大脳半球や間脳，脳幹の一番上に障害が起こったときに，浅い呼吸と深い呼吸を繰り返します．

中枢性神経原性の過呼吸（あるいは過換気）

呼吸状態を観察する際は，回数だけではなく深さもみる必要があります．

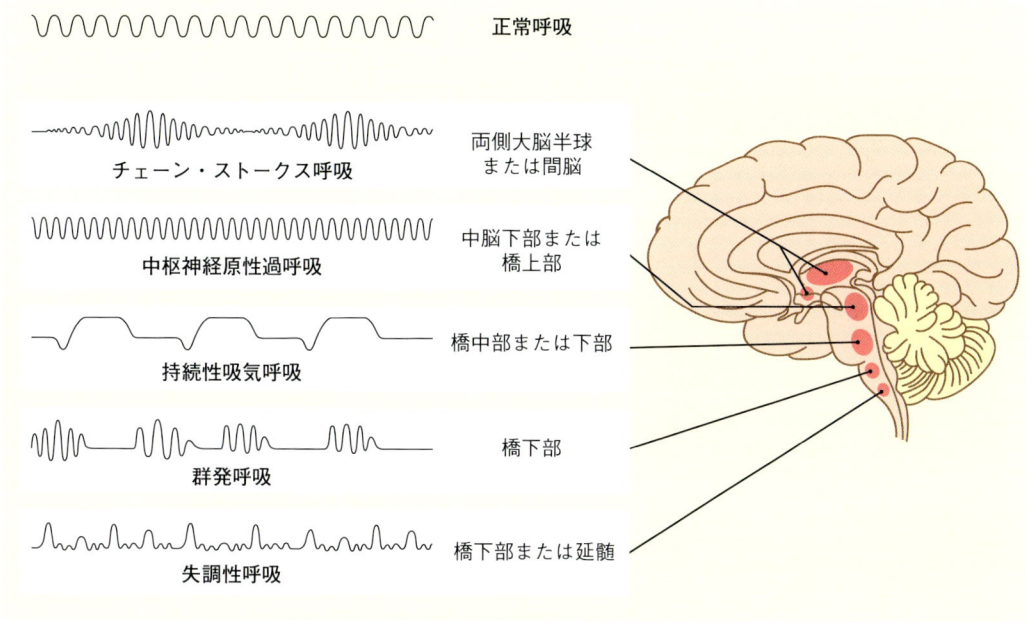

図1　脳の障害部位と異常呼吸パターン

持続性吸気呼吸

通常，自発呼吸では吸気と呼気はぼぼ同じ時間ですが，持続性吸気呼吸は，呼気より吸気時間が長いものです．吸気と呼気のリズムをとっている中枢が障害されて起こります．

その他

橋下部の障害による群発呼吸で，ビオー呼吸（Bio T）とも呼ばれ，吸気と呼気の間に不定期に呼吸が停止します．髄膜炎などでみられることがあります．

橋下部あるいは延髄が障害されると失調性呼吸となり，深さも呼吸数もまちまちです．

例えば，脳幹出血で気管挿管した患者さんの自発呼吸が安定してきたので抜管をした，あるいは意識障害が続いているので，気管切開をした場合，自発呼吸下でこのような状態になる場合があります．

POINT

呼吸の観察では，呼吸回数だけでなく深さと同期（リズム）も大事です．

橋下部，延髄の障害時の呼吸

群発呼吸や失調性呼吸は，みることがあまりありません．なぜかというと，このような状態を起こすときは意識状態も非常に悪化しているからです．

そういった患者さんは自発呼吸で十分に酸素を取り込めないので，このような呼吸が確認される前に，気管挿管して人工呼吸器を装着することが多いのです．

障害による瞳孔の大きさと対光反射

①右動眼神経麻痺・右中脳障害

右瞳孔散大

②両側性中脳障害・低酸素脳症

両側瞳孔散大

③橋部の障害

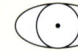

両側縮瞳　Pinpoint Pupil

④右延髄病変・右視床下部病変（ホルネル症候群）

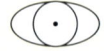

右縮瞳：ホルネル症候群
（同時に右眼球陥没，眼瞼下垂，無汗症を合併）

⑤右視神経損傷（右目＝損傷眼に光を当てた場合）

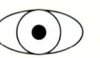

両側直接対光反射消失

⑥右視神経損傷（左目＝健眼に光を当てた場合）

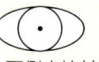

両側直接対光反射正常

図2　障害部位による瞳孔の大きさと対光反射

● 瞳孔の異常（図2）

瞳孔の異常には形態学的異常と機能的異常の2つがあり，機能的異常には瞳孔の大きさ（瞳孔径）の異常と瞳孔反射（例えば，対光反射）の異常に大別されます．この瞳孔径は自律神経によって支配されています．

瞳孔径の左右差0.3〜0.4mmは生理的にもみられ，一般的に高齢者ほど若年者より瞳孔径が小さくなる傾向にあります．白内障の手術は原則，瞳孔径には影響を与えません．

瞳孔筋のバランスとしては散瞳優位のため，まったく自律神経の作用がなくなった状態（脳死など）で散大します．

● 瞳孔の動き

ヒトの瞳孔は瞳孔径を小さく（縮瞳）する瞳孔括約筋と，瞳孔径を大きく（散瞳）する瞳孔散大筋があり，瞳孔括約筋は動眼神経など副交感神経系に，瞳孔散大筋は上頸神経節を経由する交感神経系に支配されています．したがって，副交感神経が興奮すれば瞳孔は収縮（縮瞳）し，交感神経が興奮すれば瞳孔は散大（散瞳）します．この自律神経系が遮断（障害）されれば縮瞳しなく（場合によっては散瞳）なったり，散大しなく（場合によっては縮瞳）なります．

● 右瞳孔散大：右動眼神経麻痺・右中脳障害（図2①）

右の瞳孔は散大しています．瞳孔を縮めるのが動眼神経ですから，動眼神経が動かなくなるので瞳孔が開いてしまいます．右の動眼神経が麻痺しているのです．

動眼神経が麻痺すると，瞳孔だけでなく眼球の動きにも異常が出てしまいます．そうすると右の中脳の広範囲な障害が起こっていて，左は今のところ大丈夫ですが，左も大きくなってくるようなら，今後脳ヘルニアを起こして，致死的な状況になるかもしれません．

● 両側瞳孔散大：両側性中脳障害・低酸素脳症（図2②）

2番目の図も，両側の中脳の障害や低酸素脳症があります．これは蘇生の最中でよくみられます．

心肺停止で病院に到着したときは両側の瞳孔は散大していました．心拍は再開したけれども，まだ散大したままです．心肺停止から，心拍が再開したときに，脳の機能が回復しつつあるのかをみる

一つの指標が，瞳孔が縮んでくること，次に少しずつ対光反射が戻ることです．そうなると中枢機能は期待できるかもしれません．

●両側縮瞳：橋部の障害（図2③）

両側が小さくなることを「Pin point」といったりしますが，これは脳幹，脳の障害です．脳幹出血の患者さんで，ときどきみると思います．

しかし，両側の瞳孔縮瞳は，

●脳幹出血を起こしました
↓
●今倒れました
↓
●救急車で運ばれました

というときはまだ縮瞳していません．自律神経のバランスがとれていないからです．

自律神経が完全に縮瞳する方向になり，筋肉の動きが偏ってしまうと，そこで初めて縮瞳します．ですから脳幹出血を起こした直後は，瞳孔はまだ正常だったりもします．

●右瞳孔縮瞳（図2④）

片側の交感神経が障害（例えば，肺癌の上頸神経節浸潤や頸部星状交感神経節ブロック注射後など）が起こると，同側の散瞳が起こらなくなり，対側と比較して縮瞳しているようにみえます．交感神経の遮断された症候群（同側の眼瞼下垂や無汗症を伴う）を「ホルネル症候群」といいます．

●直接対光反射と間接対光反射（図2⑤⑥）

正常であれば，光を当てた眼も反対側の眼も瞳孔が収縮します．光を当てた眼の反射を直接対光反射，光を当ててない側の反射を間接対光反射といいます．

動眼神経の障害のある側の眼は，直接対光反射も間接対光反射もみられません．

視神経の障害のある側の眼は，直接対光反射はありませんが，間

間接対光反射
例えば，右の視神経が何らかの外傷で切れたとします．そうすると右に入った光刺激はそれ以上中枢に伝わりませんから，右の目だけは縮瞳しますが，左の目は縮瞳しません．これが間接の対光反射です．そういったことで，「どこに異常が起こっているか」を知ることができます．瞳孔の大きさで一番，情報を伝えることができるのです．

接対光反射は認められます.

姿勢異常

　姿勢異常は，脳幹網様体の下行性網様体賦活系が遮断され，異常な筋緊張に起因します.

　筋肉も瞳孔と同様に，伸ばす筋肉と曲げる筋肉のバランスをとって手足を動かしていますが，このバランスがとれなくなると，異常な姿勢をとります.

●除皮質硬直（図3）

　これは内包・基底核・視床など広範な障害があるときにみられます. ずっと上肢を屈曲して，しかも内転します. 足は伸展して内転，内股です. これを除皮質硬直といいます.

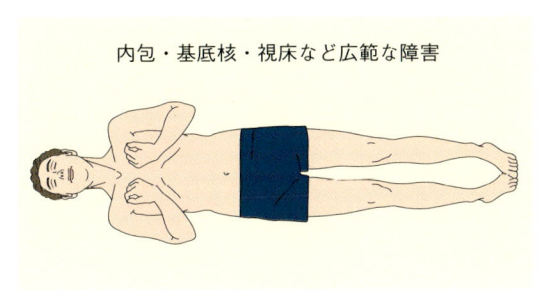

内包・基底核・視床など広範な障害

図3　除皮質硬直

●除脳硬直（図4）

　これはかなり脳の障害が大きい人に起こり，脳幹の両側性の障害があるときにみられます. 非常に予後が悪く，命が助かっても意識が戻ることは難しいことが多いです.

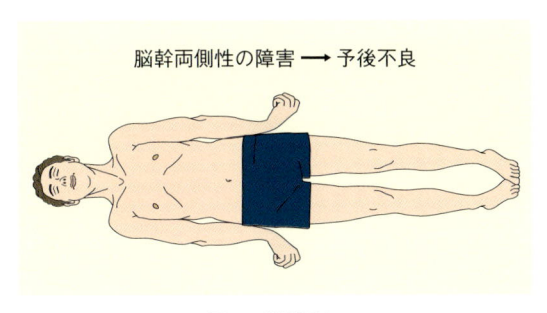

脳幹両側性の障害 → 予後不良

図4　除脳硬直

除脳硬直は上肢が伸展します．先ほどの除皮質硬直は屈曲して内転しましたが，伸展して外転します．掌が外側を向きます．下肢は除皮質硬直も除脳硬直も一緒です．伸展して内転します．

　フィジカルアセスメントで，一次評価から二次評価の5番目の「臭気」までが身体所見です．客観的に所見として捉えることができます．血液の検査でわかるものは「低血糖障害の評価」と「電解質異常の評価」の2つだけです．
　ということは身体をみる（診察する）ことによって，意識障害はおおよそ察知できるのです．次に何をしなければいけないか(検査，救命処置など）を考えながら進めます．

2-3 呼吸苦（呼吸困難と呼吸不全）

　呼吸困難は，患者さんの自覚症状で，**呼吸不全は**，肺がガス交換をできなくなった状態で動脈血酸素分圧（PaO_2）が 60Torr（mmHg）以下のものを指しますので，呼吸困難と呼吸不全は必ずしも一致しません．

　呼吸困難の原因としては，呼吸器では，気管内の異物による閉塞・COPD・気管支喘息・肺炎・胸膜炎など，循環器では，心不全・弁膜症・先天性心疾患・心筋梗塞・狭心症などがあげられます．

呼吸困難

事例1

　呼吸困難のためテーブルにもたれかかって起坐呼吸を繰り返していた患者が，突然の心室細動（VF）を起こし救命処置を行いました．看護師は入職したばかりで除細動器（DC）の使い方が前の病院と異なっており，時間がかかってしまいました．

●その病院に入職したばかり

　先輩看護師が心電図モニターの VF に気づき，その直後に「○○さん！何号室に行って！！」と大声で叫んだのでしょうか．そのときの動きがイメージできるようになったらいいですね．

　モニターや DC の使用方法が，前病院と機種が違っているから使えない，そんな悲しいことはないです．しかし，AED も DC も，機種が違っても誰でもすぐに使えるようになっている共通の項目があります．

　それは機械をパッと開けると，大きな数字が①，②，③と書いてあります．

　①は多くの場合，電源です．

　②は除細動器の場合はチャージ，充電です．

　③が放電です．

DCやAEDを見ると本体や除細動パドルのハンドルに数字が書いてあります。これは外国でも同じです。言葉で説明してしまうと外国の人はわかりませんから、こういったユニバーサルデザインになっています。

　できれば①、②、③というのを知っていて、「そういう順番で触れればいいんだな」だけではなくて、自分で「電源を入れて」「チャージをして」「放電できる」まで毎朝、日常点検していただきたいと思います。

🟢 事例から学ぼう！　起坐呼吸とは

> ● **起坐呼吸を繰り返す**
> 　→原因は（心不全（弁膜症、心筋症、心筋梗塞）、呼吸器疾患）
> 　→経過は（改善、悪化、↑↓繰り返す）
> 　→処置、モニターは、バイタルサインは

起坐呼吸とは

　起坐呼吸（**図5**）を繰り返すというのはどういうことでしょうか。原因は何でしょうか。心不全だとしたら、弁膜症なのか、心筋症なのか、あるいは心筋梗塞後の後遺症なのか、また、呼吸器疾患があるかもしれません。心臓ではなくて肺に原因があるかもしれません。

> ● **原因疾患**：心不全、気管支喘息、慢性閉塞性肺疾患（COPD）、
> 　　　　　　胸水・腹水貯留、重症肺炎、横隔神経麻痺
> ● **どうして起坐位をとる**
> 　　肺静脈還流の減少（肺うっ血の軽減）
> 　　横隔膜・呼吸補助筋を使える

心不全，喘息のほかに大量の腹水・胸水・重症肺炎などでもひき起こされる
さまざまな病態で似たような症状が出現する

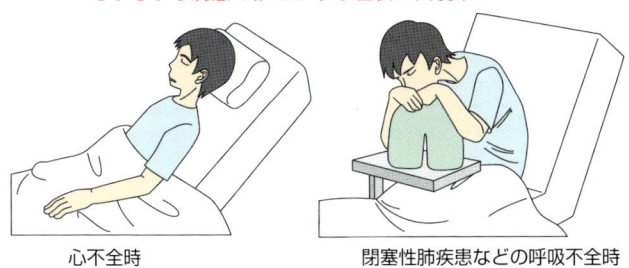

心不全時 　　　　　閉塞性肺疾患などの呼吸不全時

図5　起座呼吸

慢性・急性肺性心
慢性肺性心に対して急性肺性心があります．大きな血栓が肺動脈に詰まる（肺塞栓症）と右室の後負荷が突然増大して心拍出量の低下だけでなく，突然の心停止をきたすことがあります．

　COPD の患者さんは，長期になると「肺性心」といわれる，いわゆる心臓に負荷がかかった状態になります．その状態でも起坐呼吸になりえます．原疾患は「COPD」，その状態は，「慢性肺性心」といわれることがあります．

▶経緯はどうか

　もし，だんだんと悪くなって横にもなれないという状態だったらかなり悪かったということになります．そうなると急変を前もって予測することができたはずです．

- ●経過はどうだったのか
- ●これまでだんだんと良くなってきていたのか
- ●あるいは起坐呼吸をしている時間が長かったのか
- ●あるいは良くなったり悪くなったりを繰り返していたのか

▶処置・モニター・バイタルサイン

　例えば，処置中，VF を起こした場合，

- ●これは VF を起こして気がついたのか
- ●意識がなくなってモニターをつけたら VF だったのか
- ●もうすでに心電図モニターが装着されていて，ずっとモニターされていたところ，起坐呼吸をして低酸素状態になって，ST が下がるような状態で VF になったのか
- ●あるいは酸素がすでに投与されていて，起坐呼吸をして，酸素飽和度を測ったら異常に低値だったのか

そのうえで原疾患の治療はどのような経過だったのかということが気になります.

まず起坐呼吸の原因として，心不全や気管支喘息があります．当然，COPD では，胸水や腹水がたまったりしますし，重症の肺炎や横隔神経麻痺などでも起坐呼吸となります.

また，食道がんの術後や大動脈の手術後で迷走神経が損傷し，もしかしたら反回神経麻痺に加えて横隔神経麻痺が起こり，横隔膜が動かなくなっている可能性もあります.

このように心臓だけではなく，いろいろな可能性があることを，「起坐呼吸」という症状をみただけで考えてみてください.

▶どうして起坐呼吸をとるのか

起坐位になると，頭が上ですから，肺尖部が上に上がって下半身が下になります．そして肺静脈の還流が減少すると肺うっ血が軽くなり，ガス交換がいくらかしやすくなります．ですから患者さんは起坐位をとると呼吸が楽なのです.

体を起こしていることによって，横隔膜が動かなくても，重力で横隔膜は下がります．ということは呼吸補助筋も使えるし，横隔膜が重力で下がるので，呼吸の補助ができるわけです.

仰臥位になると，これらが使えないから苦しいのです．そのときには十分に酸素が取り込めないから酸素飽和度が下がっていることがあります.

もしかしたら肺の音を聴診すると，心不全からくる肺うっ血があって，両側にクラックル（湿性ラ音）が聴取できた可能性があります.

呼吸困難のある患者さんでは，人工呼吸器の装着や NPPV を行うことがあります．そのときは，下記の点に注意します.

- ●人工呼吸器の回路の漏れは
- ●酸素濃度の設定は
- ●その鎮静は適切か
- ●離脱ができるか，SBT（自発呼吸トライアル）は

NPPV（BiPAP）

- NPPV(非侵襲的陽圧換気療法)
  - Non-Invasive Positive Pressure Ventilation の略で，マスクを介して陽圧換気を行い，非侵襲的に（＝人体を傷つけたりせずに≒気管挿管などを行わずに）呼吸を補助する療法
  - 食事・会話の機能が保持でき，人間本来の咳嗽・加温加湿機能が損なわれずにすみ，声帯損傷・下気道の感染が防げる
- BiPAP(Bilevel Positive Airway Pressure)
  - もともと侵襲，非侵襲に関係ない人工呼吸器のモードこと
  - NPPV ≠ BiPAP だが，「BiPAP Vision」が有名で，この機種の代名詞になっている
  - したがって NPPV のことを機種名を使って BiPAP と呼ぶことがある

NPPV から空気が流れていって，それを吸い込むと肺に入ります．流れるだけなので，吐き出すときは多少抵抗があります．マスクと回路の中に常に定常流が流れていますから，余った空気は回路の途中に穴が開くと，そこから漏れていきますが，NPPV の回路の漏れは許容されます．通常の人工呼吸器は回路から漏れません．回路から漏れるということは，「気管チューブのカフ」から漏れているとか，チューブに穴が開いていると考えられます．人工呼吸器は回路に漏れがあるとアラートが出ます．

酸素濃度

酸素濃度は，人工呼吸器では F_IO_2 というダイヤルで通常は設定できます．NPPV も BiPAP Vision だったら F_IO_2 設定できます．しかし，古い機種や，在宅用の機種は酸素を使わないことを原則にしています．どうしても酸素を使うときは，酸素のコネクターをつけて，回路の中に酸素をまず流しますので，口元で F_IO_2 がどのくらいになっているかは厳密にはわかりません．

声を出したり，食事をするのは，NPPV だと可能です．鼻につけているときには口から食事もとれます．これが NPPV のメリットです．従来の人工呼吸器では，気管挿管中の嚥下はかなり困難です．

鎮　静

　鎮静は，NPPV の場合は通常は必要ありませんが，人工呼吸器を使って気管挿管をしているときは，気管の中にチューブが入って違和感がありますから，鎮痛剤は多少必要です．必ずしも鎮静剤で寝かす必要はありません．

　NPPV の離脱は簡単で，機械を外すだけです．外して酸素飽和度が下がるようなら，つけたり外したりというON/OFF という作業をします．だいたい夜間はつけて，昼間起きている間は外してというところから離脱していきます．

　人工呼吸器の場合，離脱は慎重に行います．ICU で勤務している人はわかると思いますが，人工呼吸器が離脱できるかどうかは，SBT（自発呼吸トライアル）を1日1回，鎮静剤を切って意識レベルをはっきりさせて，自分の呼吸ができるか，換気量は十分かを確認する必要があります．人工呼吸管理をされている人は，SBT を1日1回行うことが推奨されています．そうすることで，人工呼吸器を使用している日数が短くなるといわれています．

　従来の人工呼吸器では，人工呼吸器関連肺炎（VAP）はありえます．NPPV の場合は，肺炎を起こす可能性はありますが比較的少ないといえます（表4）.

表4　NPPV と人工呼吸器の比較

	NPPV	従来の人工呼吸器
回路の漏れ	許容	なし
酸素濃度	やや不正確 （Vision の場合正確）	正確
発声・食事	可能	不可能
鎮　静	通常不要	必要
離　脱	容易	慎重
人工呼吸器装着に関連する肺炎（VAP）	少ない	ありうる
ベッドサイドケア	多い（特に初期）	比較的少ない

　一方で皆さんが大変なのは，ベッドサイドのケアだと思います．気管挿管をされている人は固定のチューブなどがあったり，挿管中は口腔ケアの問題もあったりしますが，ケアはそれほど難しくないでしょう．ところがNPPV の場合は，長時間使っていると鼻の根元や頬などのマスクの当たる皮膚に潰瘍ができてきます．そうする

と，潰瘍部分にテープを貼り，その上にマスクを当てることになります．特に使い始めたばかりのときには，毎回テープを貼り替えて皮膚のケアをしたうえで使用を続けなくてはなりませんので，ベッドサイドケアは大変です．

●ネーザルハイフロー（Nasal High Flow：NHF）

　酸素療法のうち，最大 60L/ 分の高流量の酸素混合気を流す高流量システムの一つで，酸素の濃度を一定に保つことができ，加湿も可能です．このうち専用の鼻カニューレを用いて行う高流量酸素投与のことを「ネーザルハイフロー」と呼びます．高流量のため気道内を陽圧に保ち，機能的残気量を増やし，肺胞内ガスを洗い出せますから，動脈血酸素分圧の上昇と動脈血炭酸ガス分圧の低下が期待できます．ただし嚥下が困難になる場合や，通常の酸素療法と比べて酸素消費量は格段に増えるためボンベで使用する場合には酸素残量の確認が必要です．

呼吸生理を理解する

●ガス交換とは

　ガス交換というのは，外気の中の酸素を体内に吸い込み，体内の二酸化炭素（炭酸ガス）を排出するやり取りのことです．

　私たちが普段呼吸している酸素濃度は 20.9％ですが，これが高い所，山の上になったら気圧が下がってきます．気圧が下がってくると当然，酸素分圧も下がってきます．分圧が下がるということは吸い込む酸素の濃度が下がります．

　同じように酸素が体の中に入ってくるときも，大事な換気量や呼吸回数を加減している換気中枢と化学受容体というのがあり，われわれの体の中の二酸化炭素の分圧と酸素の分圧をモニターしているセンサーのような機械があって見張っています．

POINT

> 　その見張り役が酸素が足らなくなったと脳に知らせて，無意識に呼吸が速くなります．
>
> 　ですから，本人は苦しくも痛くもないですけれど，無意識のうちに呼吸数が増えているということは，中枢で「酸素が足らない」という指令を出して呼吸数を増やしているのかもしれないということです．

高山病の原因
ヒマラヤ登山をする人は酸素マスクをつけて酸素吸入をしながら登ります．だからああいった所に無酸素で行ける人はかなり体を鍛えておかないといけません．山などに登り慣れていないわれわれが行くと，低酸素の状態になって肺水腫を起こして高山病になり生命の危機となることがあります．

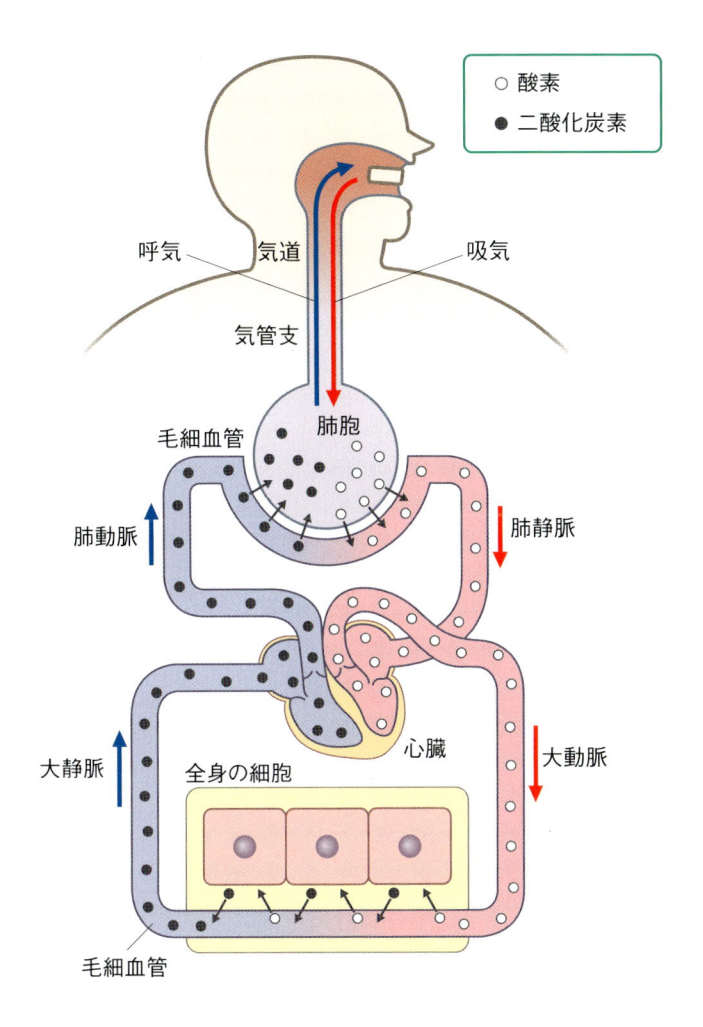

- ●吸い込んだ空気が肺に行きます．ここは肺胞の中の換気の量，肺胞換気量によって，どれだけガス交換されるかが変わってきます．
- ●肺胞の換気量は１回の換気量，呼吸数，死腔量によって影響を受けます．
- ●吸い込んだ空気は肺胞まで行ったときに，肺胞の周りを取り囲んでいる毛細血管の中から二酸化炭素を肺胞の中に移動します．それと同時に肺胞の中に入ってきた新しい酸素を毛細血管が取り込みます．
- ●それをずっと全身の組織に運んでいき，酸素が末梢の組織に行くと，末梢の組織に酸素を渡します．
- ●末梢の組織から取り込んだ二酸化炭素を含む血液が毛細血管から静脈に乗って肺胞へと戻ります．

図６　肺と呼吸の関係

普通の呼吸数や換気量だと十分な酸素化が得られないので，呼吸センサーから呼吸中枢へ指示が出て，呼吸数や換気量を増やして酸素化を保つような反応が起こります（**図6**）．

死腔量
気道のうちガス交換に関与していない空間．成人では約150mLとされている．

●換気／血流比（$\dot{V}_A/\dot{Q}$）

　ここで大事になってくるのは換気と血流の比率です．換気はよくできていても肺胞の周りに血液が来ていなければガス交換はできません．血流がいくら循環していても換気ができていない状態が継続するのが，慢性呼吸不全です．

　ガス交換がうまくいかないと，肺胞で最初に酸素が取り込めません．次に二酸化炭素の交換（呼出）ができません．

$$\text{換気／血流比}(\dot{V}_A/\dot{Q}) = \frac{\text{肺胞換気量}(\dot{V}_A:\text{L/分})}{\text{肺血流量}(\dot{Q}:\text{L/分})}$$

　換気／血流比とは，ガス交換の機能（効率）をみる指標です．$\dot{V}_A$の正常値は4(L/分)，Qの正常値は5L/分だから肺全体の$\dot{V}_A/\dot{Q}$は0.8となります．

　換気や血流は，部位によって異なり均等にはなりません．何らかの疾患がある場合には，不均等が著しくなり，ガス交換が障害されていることを意味します．

●シャント

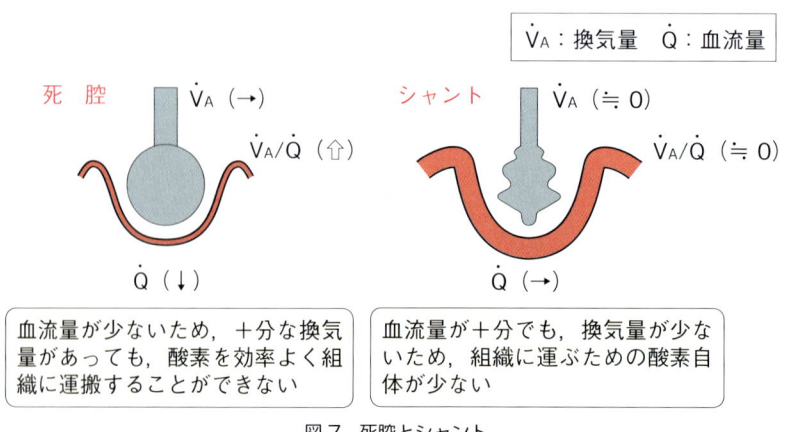

図7　死腔とシャント

シャントというのは，いわゆる短絡路（近道）のことです（**図7**）．本来だったら，静脈血が肺胞を通って酸素化されて動脈血になって全身に行くのですが，静脈血が肺胞を経由せずに，そのまま動脈血のほうに行ってしまうと，十分に酸素化されていない血液が，また静脈血として全身へ送り出されます．この割合が増えることを「シャントが増える」といいます．

　原因はいろいろあります．血管のバイパスができて，そちらに血液が流れるということはあまりなく，多くの場合は，肺胞がつぶれてしまって，ガス交換に関与していない毛細血管，肺胞が増えます．すると当然，肺胞で酸素を受け取らない血液がどんどん返ってきます．そうするとシャントして，流れる血液の割合も増えます．これが計算上の「シャント率」です．

●酸素分圧較差

　呼吸生理で出てくる言葉で，肺胞気と動脈血の酸素分圧較差があります．

> ●肺胞気と動脈血の酸素分圧の差を肺胞気・動脈血酸素分圧較差（$AaDO_2$ または $P(A\text{-}a)O_2$）と呼ぶ
> ●健常人でも，肺胞気・動脈血酸素分圧較差（$AaDO_2$ または $P(A\text{-}a)O_2$）が約数 mmHg 存在するため，PaO_2 は 95mmHg くらいとなる
> ●$AaDO_2$ は，肺胞レベルのガス交換の指標として最も重要で肺自体の状態をよく表す

　肺胞の中の酸素分圧（PAO_2）と，動脈の中の酸素分圧（PaO_2）の差を，肺胞気・動脈血酸素圧較差（$AaDO_2$ または $P(A\text{-}a)O_2$）といいます．

　健常な人でも，吸った酸素をすべて血液の中に取り込み，血液の中にあった二酸化炭素をすべて肺胞の空気の中に出すというわけにいかないので，数 mmHg の差が存在します．

　ですから肺胞の中の酸素を 100% 取り込めるわけではないので，PaO_2 は正常で 95mmHg です．

　どういうことかというと，大気中の気圧が 760mmHg としま

す．この中に水蒸気圧が47mmHgあるとします．760mmHgから47mmHgを引いた713mmHgが分圧となります．大気中の気体はほぼ窒素（79％）と酸素（21％）です．だから713mmHgのうちの21％，つまり150mmHgの酸素分圧があることになります．100％地上の酸素を取り込むと，われわれの動脈血中の酸素分圧は，PaO_2が150mmHgに上がるはずですが，正常でもだいたい90mmHgから，多い人で100mmHgあるかないかです．ということは肺胞中の酸素を100％血液中に取り込めないので，$AaDO_2$は数mmHg較差があり，正常は95mmHgとなります．すべての人は較差が0にはなりません．

ところが肺胞の病気があったりすると，この較差がだんだん大きくなって，濃い濃度の酸素を吸っても，動脈血酸素分圧が上がっていきません．

F_1O_2を100％にしてもPaO_2が70mmHgしかないということになります．$AaDO_2$は肺胞レベルのガス交換の指標として最も重要で，肺自体の状態を表します．呼吸不全の患者さんは，血液ガスを測るときに必ずこれを計算しています．でも基本的にはF_1O_2と血液ガスの結果をみればわかるのですが，数字にすると第三者に伝えやすいですね．

呼吸不全とは

呼吸不全の分類

呼吸不全とは，血液ガス（特にPaO_2と$PaCO_2$）が異常な値を示し，さらに生体が正常な機能を営めなくなった状態のことです．呼吸不全には，1型と2型の2種類があります（**表5**）．

- 1型呼吸不全：低酸素血症のみを呈するもので，拡散障害，肺内シャント，換気血流比不均等などの病態でみられる（＝肺不全：hypoxic failure）
- 2型呼吸不全：高二酸化炭素血症を伴うもので，主として肺胞低換気時にみられるが，高度の換気血流比不均等等でもみられる（＝換気不全：hypercapnic failure）

表5　呼吸不全の分類と特徴

| 1型 | 低酸素血症 | 呼吸数を増やす，呼吸の深さを深くする，換気を増やす |
| 2型 | 高二酸化炭素血症を伴う多くの低酸素血症 | 二酸化炭素が60とか70と高い状態なので，呼吸数の調節もできなくなって，センサーが働かなくなる |

　呼吸不全の分類を1型，2型といいますが，分類すること自体はあまり意味がありません．

　PaO_2 の上昇がみられない．もともと2型の呼吸不全がある患者さんだったら，酸素濃度を増やすと，かえって意識障害が進行します．いわゆる CO_2 ナルコーシスです．

●1型呼吸不全のとき身体の中で起きていること

　二酸化炭素がなくなると，過呼吸の人は $PaCO_2$ が20mmHgくらいしかなくて手がこわばり，テタニー様症状が出ます．そして，しばらく呼吸が止まります．呼吸数がものすごく少なくなります．それは，われわれの換気中枢は，二酸化炭素が増えてくると換気を増やして，二酸化炭素が足りてくると換気を抑制するからです．

●2型呼吸不全のとき身体の中で起きていること

　もともと低酸素状態が続いて高二酸化炭素血症になるので，二酸化炭素が高い人は二酸化炭素の値によって呼吸数の調節もできなくなって，センサーが働かなくなっています．一方で，もう一つの指標である血中酸素濃度によってコントロールされています．PaO_2 でコントロールされているので，こういった2型呼吸不全の人は PaO_2 が高い人はあまりいません．例えば，PaO_2 が60〜70mmHgだったとします．その患者さんは PaO_2 が下がれば，もっと呼吸数を増やすようにセットポイントは変わりますが，逆にいうと PaO_2 が60mmHg，70mmHgの2型呼吸不全のある人に酸素を投与すると，PaO_2 が60mmHgでセットだったものが，PaO_2 が足りてくると酸素が十分入ってきたと認識して，呼吸中枢が呼吸を抑制します．つまり呼吸数を下げるけど換気しないと，さらに二酸化炭素がたまります．そうすると次は CO_2 ナルコーシスを起こしやすくなります．2型呼吸不全の人に酸素投与をするときは慎重に行う必要があります（するなという意味では決してありません）．

▶呼吸不全の患者さんのみかた

1型，2型というのは，診察した結果で1型，2型とわかるものではないので，いくら経験を積んでも，診察して，この人の PaO_2 がいくらで，$PaCO_2$ がどれくらいかとわかる人はベテランの医師でもいません．

ヘモグロビンの量は，だいたい眼瞼，口唇，爪床の色をみて，ヘモグロビンが8g/dLだなとか6g/dLだなと，経験豊かな内科医は当てますが，PaO_2 はわかりません．

2型呼吸不全だと血液ガス分析でわかります．以前に血液ガスを測ったことがあり，その $PaCO_2$ の値が80 mmHgで，今はせいぜい $PaCO_2$ は60 mmHgということがわかっていたら，

医　師「2型呼吸不全はあるの？」
看護師「前回の血液ガス分析では $PaCO_2$ は80 mmHgでしたが，今回は60mmHgでした」というように言うと，聞いた医師は，
医　師「たぶん2型の呼吸不全がある」
すると，酸素投与は慎重にしないといけないな，ということがわかります．

注　意！

ただ，言っておきますが，
● CO_2 がたまってナルコーシスになるのは一つも危なくない
● しかし，低酸素を放っておくと心停止になります

CO_2 ナルコーシス
二酸化炭素が高濃度に体内に蓄積し意識障害や中枢神経障害が生じること．

ときどき誤解されるのは，"呼吸不全"がある，いわゆる"慢性の呼吸不全があってCOPDを起こしやすい病気"と捉え，気管支喘息の既往のある患者さんに対して，「呼吸が苦しい」といったときに，サチュレーションが95％で，喘息の既往があるから慢性呼吸不全があると誤認して，酸素投与をひかえると，低酸素→心停止と危険な経過をとることがあります．

ですから，その患者さんは2型呼吸不全があると思って酸素投与をひかえるのは危ないです．例えば，

COPDを起こしやすい疾患
気管支喘息，気管支拡張症など，いろいろな病気があります．

- サチュレーションが低いので酸素投与は 2L でとか，あるいはベンチュリーマスクを使って F_IO_2 が 0.4 になるように設定すると，サチュレーションは 90 ～ 80 mmHg 台になっていて顔色はどんどん悪くなる
- そうすると病院に到着したときは低酸素で心停止となり，それでは駄目です
- 2 型呼吸不全で CO_2 ナルコーシスになったのは，補助換気をすれば意識が戻ります
- 低酸素で心停止になった人は心拍が再開する保障はありません．生命的には低酸素を放置するほうが危険ということです

F_IO_2: fraction of inspiratory oxygen
吸入酸素濃度のことで，吸気に含まれる酸素の濃度.

POINT

　看護師が，2 型呼吸不全かどうか，すぐに判断することは残念ながらできません．

　ただ，もしできることがあるとしたら，この患者さんの容態が悪くて，当直の医師を呼ぶ前に，前回の血液ガス検査の結果があったら，前回の血液ガス検査の CO_2 や O_2 がどのくらいだったか調べておき，それを医師に伝えることです．

　そうすると，「もともと二酸化炭素が普段たまっているのだろうな」という人と，「普段は全然たまってないだろうな」ということは区別ができるので，少なくとも 2 型かどうかはわからなくても，2 型に近いなということを医師は推測はできます．

　過去の情報を知っておいてもらうと，当直医にとってはものすごくありがたいところでしょう．

　おそらく当直などでは，2 型呼吸不全であれば酸素投与を慎重に検討しますし，あるいは肺炎の患者さんでサチュレーション（SpO_2）の上りが悪いと，NPPV を使うという判断ができます．

事例からみた呼吸不全

事例2

呼吸不全で挿管した数日後，状態が改善したため抜管．抜管2日目の朝にしゃべりにくさがあった．朝に頭部 CT を撮り，夕方に頭部 MRI を撮った．MRI 撮影中に瞳孔が散大し，病棟に戻り再挿管した．

この患者さんはもともと呼吸不全で入院していました．最初はCT を撮るような病気ではなかったのです．

抜管した後の出来事だったようです．この抜管が良かったのか悪かったのか，これだけではわかりませんが，状況としては，抜管した状態で，少なくとも人工呼吸器でつながっていない状態です．

朝からしゃべりにくさがあった

このしゃべりにくさがあっただけでは何が起きているのかわかりません．どのようにしゃべりにくいのか，下記のようなことをもう少し詳しく聞きたいところです．

•コラム

以前は，救急隊が患者を病院に連れていったときに，「なんで，こんなに酸素投与をしたんだ．二酸化炭素が増えているじゃないか」というようなことを，さも鬼の首を取ったように言う医師が中にはいるらしいです．

たしかに，原則として慢性呼吸不全，2 型の呼吸不全があって，もともと二酸化炭素が高い人だったら酸素投与で CO_2 が上がるかもしれないですけれども，喘息で慢性呼吸不全があるかもわからない，2 型になっているかどうかもわからないという状態の人に酸素投与をせずに心停止になるほうがよっぽど危険です．救急隊が気を遣いすぎて「喘息の既往のある人に酸素投与をするのはよくないし，酸素吸入も駄目だ」と考えるのは間違っています．病院に着いてから，あとはガスを測ってコントロールすればいいのです．二酸化炭素がたまっていたら，それを補助換気して飛ばせばいいだけです．それよりは低酸素のまま放置しないでいただきたいものです．

- ●顔面の麻痺があったか
- ●口角の下垂があったか
- ●同時に右手，左手どちらかの筋力の低下があったりしたのか
- ●あるいは口を開けさせると口蓋垂がどこかに寄っていたり，舌を出すと片方に寄ってしまうということがあったか

　ただ，この事例の場合，しゃべりにくさということしかわかりません．しかも CT を撮らなくてはいけないということなので，このしゃべりにくさが，たぶん脳からきている病気だろうということを疑って CT を撮りましたが，はっきりわかりませんでした．その後，夕方になって，MRI 撮影中に瞳孔が散大しました．

●事例の要約

- ●呼吸不全で入院，抜管後
- ●しゃべりにくさ
- ● CT と MRI 撮影中に瞳孔散大

　でも，この人は後日もう一度 CT と MRI を撮るとこんな様子でした（図 8）．
　左の大脳半球の広範囲に脳梗塞があります（右の写真の白い部分）．中大脳動脈が閉塞して，血流が徐々に低下すると最初はしゃべりにくいとか手のしびれから始まり，ひどくなってくると意識レベルが下がってきます．これだけ大脳半球の半分が障害されると，

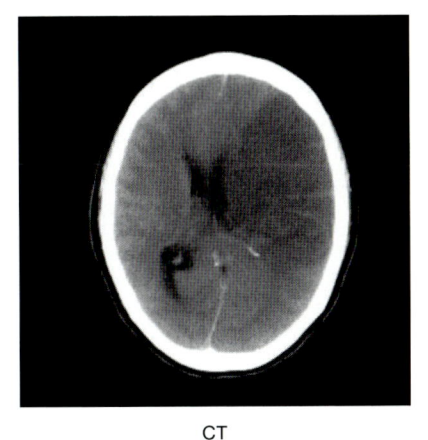
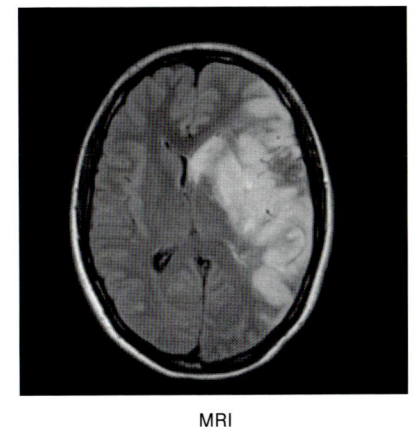

CT　　　　　　　　　　　　　　　　　MRI

図 8　CT，MRI の結果

おそらく右半身の麻痺も起こってきますから，当然，瞳孔が開いてくるでしょう．

　急変が起こりやすい場面は，トイレと浴室，移動中です．検査の行き帰りは患者さんの顔色を観察してください．1人か2人で患者さんを連れていかなくてはいけないし，しかもエレベータに乗ったり，廊下を通っていったりするので，ほかの患者さんにも気を遣いながら通っていきますから周囲ばかりに注意がいき，患者さんの様子を観察するのは二の次になりがちです．

　瞳孔が散大（散瞳）するとはどういうことかをちょっと考えてみましょう．

●散瞳：瞳孔散大筋（放射状）：毛様体脊髄中枢，交感神経（第1胸髄神経，Th1），頸部交感神経節
●縮瞳：瞳孔括約筋（輪状）：動眼神経副核，副交感神経（動眼神経），毛様体神経節

　散瞳は，瞳孔の周囲に向かって放射状に走る瞳孔散大筋の収縮によって起こります．瞳孔散大筋は，毛様体脊髄中枢や交感神経では第1胸椎と頸部の交感神経節の働きで収縮します．整形外科の医師が肩こりの治療のため頸部の交感神経節（星状神経節）のブロックを行うと，行った側の交感神経がブロックされているので，ブロックした同側の瞳孔が散大しない（対側より縮瞳してみえる）ことで効いてきていると判断します．

　一方，縮瞳させるのは，瞳孔括約筋という輪状に瞳孔の周りに走っている筋肉が収縮することで起きます．

散瞳する要素
●瞳孔括約筋の弛緩
●動眼神経の麻痺
　（同側，対側：カーノハン切痕）
●動眼神経核の障害（中脳）

　縮瞳は，動眼神経の副核，副交感神経（動眼神経）の毛様体神経節の神経節から刺激が出たときに起こります．ですから瞳孔の大き

さが変わるのは，散瞳させる側と縮瞳させる側のバランスが影響します．心臓が止まると瞳孔が開くのではありません．心臓が止まって脳の働きがなくなると，縮瞳させるほうの筋肉の力の働きが落ちるから散瞳するのです．

瞳孔が散大する理由はいろいろありますが，一番瞳孔が散瞳するのは，瞳孔括約筋の緩みと動眼神経の麻痺によるものです．よく脳外科の教科書に出ているのは，脳の出血とか脳腫瘍のできる場所によって，瞳孔不同が起こると書いてあります．当然，動眼神経核のある中脳で出血が起こると動眼神経核が障害されて瞳孔が開いてきます．

血腫があると，脳の中にヘルニアを起こして動眼神経を圧迫し，圧迫された側の動眼神経が開いてきます．ただ問題は，ヘルニアが起こったときに圧迫されるのは，同側にある動眼神経とは限らないことです．反対側の動眼神経が圧迫されると，瞳孔の開いている側のほうに病気があるのではなくて，その反対側の大脳半球に病気があります．瞳孔の大きさだけでは病変の部位を診断するのは困難なので，今はどこでも比較的手軽にCTは撮れますから，CTを撮って，その画像と表情を照らし合わせて，病変の部位や性質を考えます．

瞳孔の散大
- 1 mm 以上の瞳孔不同は病的
- 進行する瞳孔散大は緊急徴候
- ほかの神経所見がないか（片麻痺，筋脱力など）
- CT 等の画像診断必要，MRI の適応について

瞳孔の散大，瞳孔不同は，どのくらいからの散大のことを瞳孔不同というべきでしょうか．基本的には1mm以上の瞳孔の不同は病的だと考えたほうがいいでしょう．そのときに，進行する瞳孔散大，さっきは左右同大だったものが，今は右が3mm，左が2mmでちょっと右が大きくなってきた．それが，だんだん4mm，5mmと大きくなって進行する瞳孔散大は緊急な徴候です．急いで介入しないと生命の危機に至るかもしれません．

このときに大事なのは，必ず中枢に病変がある場合は，眼だけではなくほかの神経偏在症状があることです．例えば，片麻痺や片方の筋肉が縮まないなどです．意識障害があったり，もともと意識の

異常がある患者さんは，麻痺があるから手を握ってということが伝わらない人がいるので，例えば，手を持ち上げて落とすと，落ちるほうが速いのは完全に筋肉の力がなくなっていますから，「脱力あるいは麻痺がある」と判断できます．

必要があればCT撮影などを行います．CTはすぐにできますが，MRIは20分以上かかることがあります．しかも，検査をしている最中は機械の中に入っていますから顔色もわかりません．これは医師側の問題ですが，少なくとも危険を冒してまでMRIで検査する必要があるのかは重要な判断ポイントになります．

先ほどのCTとMRIの写真だったら，CTを見ただけで脳梗塞があるのはわかるので，必ずしもMRIは行わなくてもよいでしょう．むしろ血管造影検査を行い，必要ならカテーテルで血栓を除去できれば助られる可能性が出てきます．

事例3

全身の浮腫が強い全身性エリテマトーデス（SLE）の患者の体位変換を行って30分後に訪室したところ呼吸停止．当直医を呼び，蘇生開始．挿管を試みるも喉頭浮腫が強く，挿管困難でそのまま死亡．

●事例の要約

- ●全身浮腫が強いSLEの患者
- ●体位変換後，30分で呼吸停止
- ●挿管困難

SLEの病状はわかりませんが，全身浮腫が強い状態です．SLEで浮腫なのか，SLEの治療のためにステロイドを長期で連用したことによるステロイド性の浮腫なのか，あるいはSLEでループス腎炎を起こして腎不全の影響で浮腫なのかはわかりませんが，SLEの患者さんで浮腫といっただけでいろいろな原因が考えられます．

▶体位変換後，30分で呼吸停止

体位変換後，30分で呼吸停止したのですが，それまでもしかしたら浮腫があって，入院してきて腎機能も悪いし，呼吸状態も良く

ないというので，体位変換ができずにいたのかもしれません．その人を数日ぶりに体位変換をした．そうするとDVT（深部静脈血栓症）がもともとあって，体位変換によって血栓が飛んで呼吸停止になったのであれば，普通に気管挿管をして心拍再開して，検査で肺塞栓があったら，そこで介入ができればよかったのですが，結局，挿管ができなかったから後悔が残ったのでしょう．

浮腫の病態

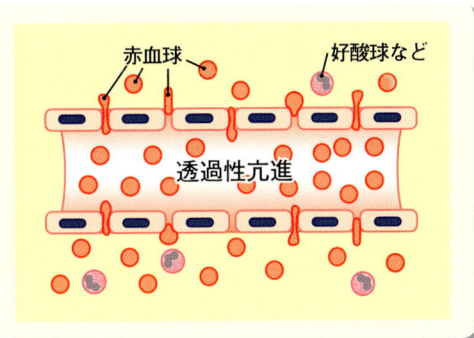

- 組織間液と血液の圧力（物理的圧，浸透圧）差によって生じたもの
- 血管の透過性亢進によって生じたもの

赤血球　好酸球など

透過性亢進

　浮腫の病態は，組織間液と血液の圧力の差によって生じます．血液の圧力の一つは「物理的な圧力」です．これは血圧や静脈の圧と毛細血管の圧のことです．もう一つは浸透圧です．血液の中の浸透圧の差によって生じたものが浮腫の病態です．血管の透過性が亢進して，血管内皮に隙間ができて，血管の中から外にどんどん水分が漏れていく状態です．

浮腫と肥満

- 浮腫とは，身体の一部，または全体に体内の水分がたまって腫れた状態
- 肥満とは，脂肪（細胞）が蓄積して増加した状態

　浮腫と肥満はまったく異なります．浮腫は，身体の一部または全体に体内の水分がたまって腫れた状態をいいます．肥満というのは，脂肪（細胞）が蓄積して増加した状態です．では，体水分量を測ったときに，どちらの水分が多いかというと，当然，浮腫のほうが多

くなります．脂肪細胞の中には水分はなく，脂肪しかありません．

　浮腫と肥満は外から見たらあまり変わらないかもしれませんが，病態としてまったく違うのです．そういった意味で，浮腫は病的な状態です．肥満も BMI が 30 を超えると病的ですが意味が異なります．

2-4 ショック

ショックの分類と全身の循環状態

ショックには下記のような分類があります（**表6**）.

●原因によるショックの5つの分類

- ●出血性ショック
- ●心原性ショック
- ●アナフィラキシーショック
- ●感染性（敗血症性）ショック
- ●神経性ショック

●病態によるショックの4つの分類

- ●循環血液量減少性ショック
- ●心原性ショック
- ●心外閉塞・拘束性ショック
- ●血液分布異常性ショック

原因による分類は疾患名が出てきますから，直感的にわかりやすいですね.

表6　ショックの分類と主な原因疾患

分　類	発症機序	主な原因疾患
血液分布異常性ショック	敗血症性	重症感染症
	アナフィラキシー	薬物，ハチ，食物などのアレルギー
	神経原性	脊髄損傷，血管迷走神経反射
循環血液量減少性ショック	出血	外傷，消化管出血，子宮外妊娠破裂
	脱水	熱中症，嘔吐・下痢，糖尿病性昏睡
	血管透過性亢進	広範囲熱傷，急性膵炎，汎発性腹膜炎
心原性ショック	心筋障害	急性心筋梗塞，心筋炎，拡張型心筋症
	不整脈	洞不全症候群，房室ブロック
心外閉塞・拘束性ショック	心血管閉塞	肺血栓塞栓症，急性大動脈解離，心房粘液腫
	心圧迫	心タンポナーデ
	血管圧	縦隔腫瘍

●循環状態

ショックについて考える際は循環の理解が重要なので，全身の循環の模式図を思い出してみましょう（**図9, 10**）.

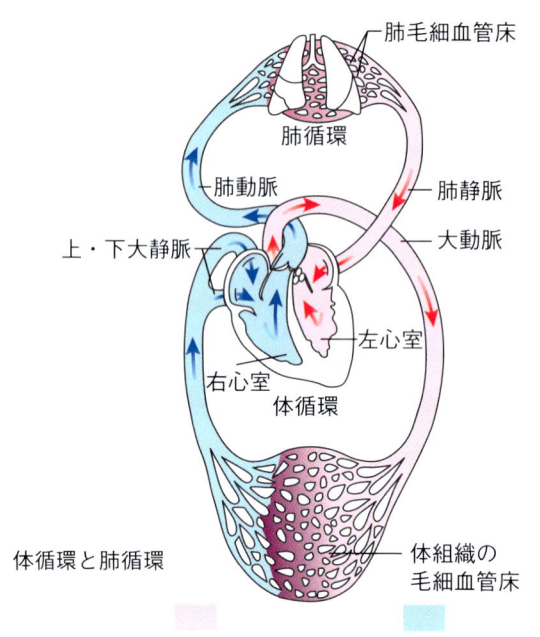

体循環と肺循環

酸素に富み二酸化炭素
の少ない血液

酸素が乏しく二酸化炭素
の多い血液

図9　循環の模式図

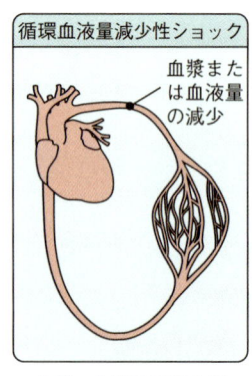
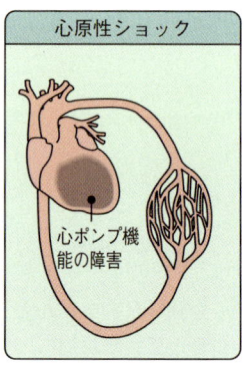
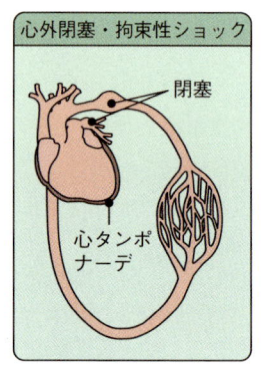
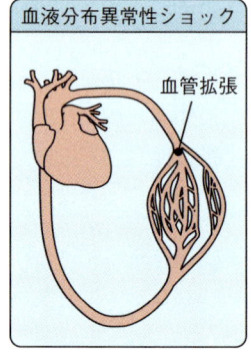

循環血液量減少性ショック	心原性ショック	心外閉塞・拘束性ショック	血液分布異常性ショック
血漿・血液量の減少による循環障害	心ポンプ機能の障害による循環障害	循環系の閉塞・圧迫による循環障害	末梢血管の拡張による循環障害

図10　　ショックの血行動態別分類

（竹内悠二，他：血圧が低下すればショックと定義できる？. 救急・集中治療 29：303，2017 より改変）

- ●左心室から出た血液が大動脈を通って，細動脈に行って，そこから末梢組織の毛細血管床に行く
- ●それから酸素を渡して，末梢から二酸化炭素を受け取って，あるいは末梢の組織の老廃物を受け取って，だんだんと集まってきて細静脈になって，大静脈になり，右室に返っていく
- ●右室に返ってきたものが，肺循環で肺動脈となって肺に行って，そこで二酸化炭素を渡して，動脈血となって肺静脈を経て左室に返る

　ショックの場合，全体を一つの輪（サークル）で要因を描き，このサークルのどのあたりがおかしくなったのかをイメージしながら考えてみるとわかりやすいと思います．

循環血液量減少性ショック

　循環血液量減少性ショックと出血性ショックは，ほとんど同じです．ただ，出血性ショックは出血以外の原因でも起こりえます．例えば，広範囲熱傷では熱傷創から多量の滲出液が出た結果，循環血液量が減少します．ですから循環血液量減少性ショックの原因は出血性ショックだけではないので，先ほどの病態による分類も追加しました．

心原性ショック

　心臓が原因で，心臓がポンプの機能を失ったものを心原性ショックといいます．

●心原性ショックの原因①

　心原性，すなわち心臓に原因があるといっても，心臓のどこに原因があるのかが問題です．

▌心筋に原因がある「心筋性」

　例えば，心筋梗塞や拡張型心筋症，肥大型心筋症，あるいは心筋炎があげられます．ウィルス感染による心筋炎からの心停止で搬送された人が，数日間，経皮的心肺補助（Percutaneous

Cardiopulmonary Support：PCPS）で治療を行うと，また心臓が動き出して，退院時には，心臓が何日間か止まっていたとは思えないくらい元気になって帰っていくこともあります．これが心筋性です．

▶機械性（的）なことに起因するもの

心臓はほとんどポンプの機械ですから，心臓の中の機械部分としては弁，心室の壁，心室中隔があります．

種類としては，

- ●弁膜症
- ●心室中隔欠損
- ●あるいは心筋梗塞
- ●中隔の梗塞により，壊死を起こして穴が開いてしまう．圧の高い左室から右室のほうに逆流する

こういった機械的な異常があります．

心臓はリズムよく収縮しますから，リズムをとっているその心臓に極端な徐脈や頻脈の不整脈が出てくると，十分に血液を送り出せなくなることがあります．

▶心房細動

心房細動を起こしていると心房がうまく収縮しないので，心房の中に血液が充満せず，心室の中に十分に血液が返ってきません．

心房細動が持続すると心機能が低下して，心原性ショックになる可能性があります．ましてや心室頻拍になってくると，心室の中に血液が充満する前に心臓が収縮してしまう，いわゆる「空打ち」が起こります．モニター上の心拍数が200回／分近くになってくると心拍出量が低下して，血圧も下がってきます．

●心原性ショックの原因②

▶胸水貯留によるもの

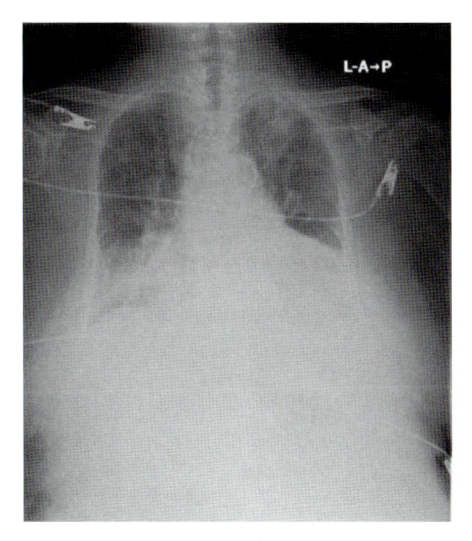
心不全

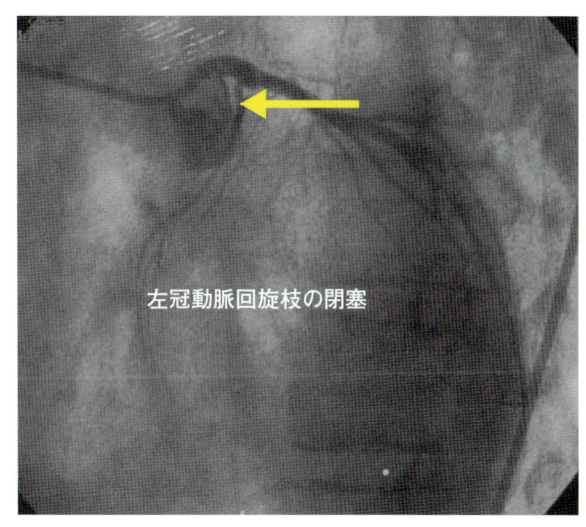
左冠動脈回旋枝の閉塞
急性心筋梗塞

図11　心原性ショック患者の画像

図11は心原性ショックの患者さんの胸部 X 線写真で，坐位で撮影しています．見えにくいですが，両側の下肺に胸水がたまっています．この患者さんの心原性ショックの原因は何かということで，心電図を撮ったところ，虚血が疑われたためカテーテル検査を行いました．すると黄色い矢印の部分に，急性冠症候群（ACS）で回旋枝の閉塞があり，灌流している心筋の動きが悪くなったために，心臓から十分に血液が送り出せずに肺にたまっていることがわかりました．

このように肺に水分がたまった結果，肺うっ血に引き続いて胸水貯留も起こした心不全になることがあります．

▶機械性の場合

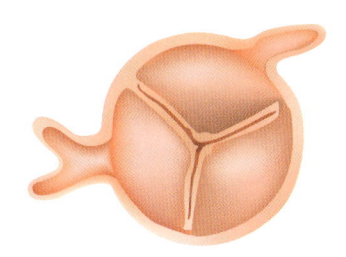
正常大動脈弁

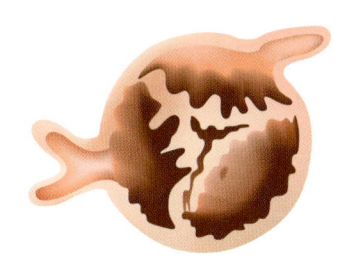
大動脈弁狭窄

図12　正常大動脈弁と大動脈弁狭窄

動脈硬化が進行したり，リウマチの後遺症や先天性の奇形（二尖弁）があると大動脈弁狭窄となり，十分に血液が通りません（図12）．そうするとこれだけ狭いところから血液を送り出すわけですから，ものすごい音がします．これを収縮期雑音といいます．

　これは胸部の聴診をするだけで心雑音，収縮性の雑音が聞こえます．ひどくなってくると，聴診器を使わなくても，患者さんのそばに近づいただけでも音が聞こえます．

●大動脈弁狭窄症（aortic valve stenosis：AS）の治療

　動脈硬化を起こすと AS になる高齢者が増えてきます．この AS が重症になってくると，突然死の可能性もあります．

　本人が元気でも，高齢の場合，開心術はかなり負担になって（今までは）大変でした．心臓を開けて，心臓を1回止めて，人工心肺を装着した状態で手術するしか方法がなかったのですが，今は大動脈弁をカテーテル的に入れ替える手技，経カテーテル的大動脈弁留置術（transcatheter aortic valveimplantation：TAVI）が行われるようになってきました．

▍TAVI の手技（図 13）

- ●大動脈からカテーテルを入れて，まず最初にカチカチになった大動脈弁をバルーンである段階まで壊します
- ●壊した上に，カテーテルからステントのように入れた大動脈弁を定位置に固定します
- ●機械弁になると，弁の働きが良くなって，狭窄は治まります

　カテーテルで行うので，開心術を必要とせず，比較的安全に治療ができるようになりました．

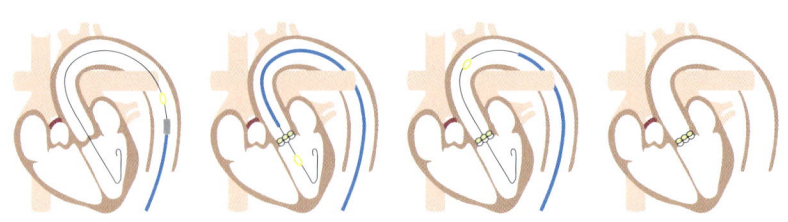

図 13　経カテーテル的大動脈弁留置術（TAVI）

●うっ血性の心不全の治療

　肺うっ血を起こしている患者さんの心陰影は，そんなに大きくはありません．

▶事例 1

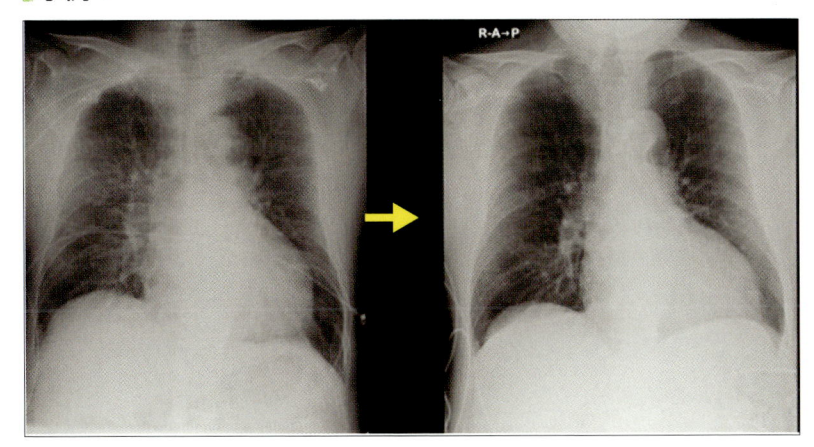

図 14　肺うっ血

　図 14 の X 線写真から CTR（心胸郭比）は 60% 程度と考えられ，左側の第 4 弓，左室のところがまん丸くなっていて，やはり心臓が少し大きいです．

　それと両側の肺野，中心のところが少し陰影が白くなっています．あるいは中肺野の X 線透過性が低下しています．ということはうっ血を起こしています．

▶利尿薬の使用

　心臓から十分に血液を受けたときに，肺に血液がたまっている（肺にうっ血している）状態の患者さんに，例えば前負荷を下げるということで，少し血液の量を減らすために，利尿薬を使って尿に出します．循環血液量が少し減ると心臓の負担が下がるので，肺のうっ血が少し軽くなります．

　この患者さんは，かなり息が苦しく，両側の肺は真っ白になっていて，肺うっ血がひどい状態です（**図 15**）．

　この患者さんにある治療をすると，右の写真のように肺がきれいになりましたが，どんな治療をしたと思いますか．

　この患者さんが外来に来たとき，脈拍数は 1 分間に 30 回 / 分で，モニターをつけても，たまにしか QRS が出ない状態でした．血圧も 60mmHg しかありませんでした．

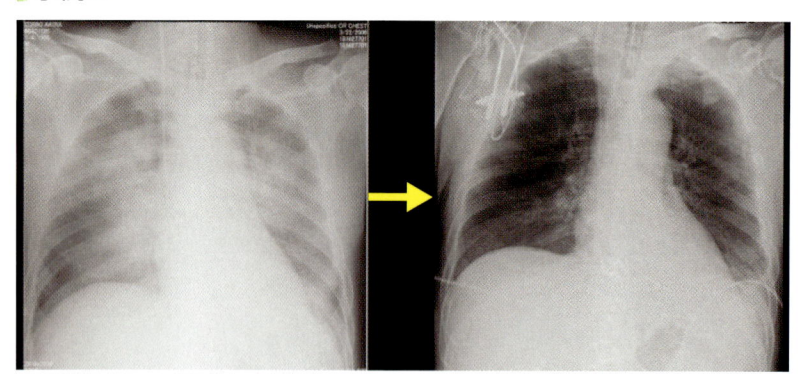

図15　洞不全症候群

　洞不全症候群という診断で体外ペーシングを行い脈拍を60回/分に増やすことによって，心臓からの血液を増やせるようになり，心不全は回復しました．

●コラム

10 年ほど前の話です

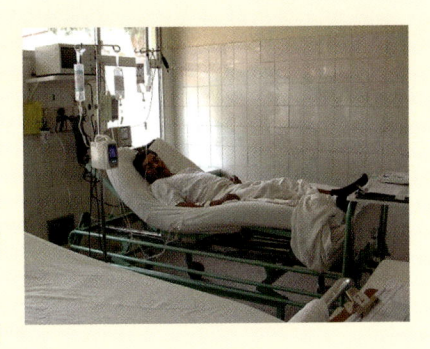

　この写真は，日本の援助でできた南米のボリビアの救急病院に行ったときに，患者さんが運ばれてきたときのものです．足下に心電図が置いてあったので見せてもらいました．胸が痛いと訴え運ばれてきた方です．心電図を見たら全誘導で ST が上がっている．50 代の南米のおじさんですが，それでボリビアの先生に「心カテをやらないのか，循環器医は来ないのか」と聞いたら「なぜ心カテなんかやるのか」と言われました．日本だったら，胸が痛い，しかも心電図は ST が上がっている．循環器医はそういうときは黙っていません．しかし誰も慌てていない．まして循環器医は来ない．それで ST は上がったままでいるのです．

　向こうの先生は「なぜカテなんかやるんだ」と言うので，「カテができないのか」と聞いたら，「やろうと思ったらできる」．でもその人はやらない．なぜ，どうしてやるんだと．「なぜ ST が上がっているんだ」と聞いたら，10 年ほど前の話ですが，ボリビアで ST が上がる疾患の第一は心筋梗塞ではないのです．なぜかと言うと，この人はトリパノソーマ，寄生虫症でした．向こうは寄生虫が多くて，寄生虫に感染して何十年もたつと心筋症の症状が出てくる．それは冠動脈が細くなるからではないのです．寄生虫の後の抗原抗体反応などでこういった病気になるといわれています．もともとは「虫に刺された」という単語で，「シャーガス病」といわれていたらしいですが，日本ではほとんどみることはありません．

　何が言いたいかと言うと，ST が上がっているというと心筋梗塞と思っているのは日本などの一部の国であって，そうでない国もある．ましてカテをやらなくてはいけないのだけれどもできない国もあるでしょう．「ST が上がる＝心筋梗塞」と思っているのはわれわれの頭の中だけで，本当はそういう国ばかりではないということも知っておいてください．ところ変われば病気も変わるのです．

　ではこの人はどう治療するのか．苦しい峠を過ぎるまで安静にするだけです．たしかにもともと寄生虫による抗原抗体反応だとしたら，駆虫をすれば治るということはないので，少なくとも今の発作を保存的治療で乗り越えるのです．

心外閉塞・拘束性ショック

●心外閉塞・拘束性ショックのメカニズム

心外閉塞・拘束性ショックは，心臓から血液の流出路が閉塞されて，あるいは心臓が周囲から圧迫されて十分な血液が送れない状態です．心臓の中で閉塞するのではないので，弁が狭窄するわけではありません．

心臓が周囲から圧迫されると，心臓が拡張できずに，中に血液をためることができません．だから収縮力が保たれていても十分な血液を送り出せないのです．

例えば，静脈系で血栓ができたとします．心臓を通り越して，心臓から先で一番細いところは肺動脈（毛細血管がありますから）になりますので，流れてきた血栓はだいたい肺で止まります．

▶心外閉塞・拘束性ショックの原因
①肺血栓塞栓症

周囲から圧迫されると心臓は拡張することができません．そうすると血液を十分に送り出せないので，最終的には血圧が低下し末梢の組織の血流も減少してしまいます．その結果，生じるものの一つが肺血栓塞栓症です．

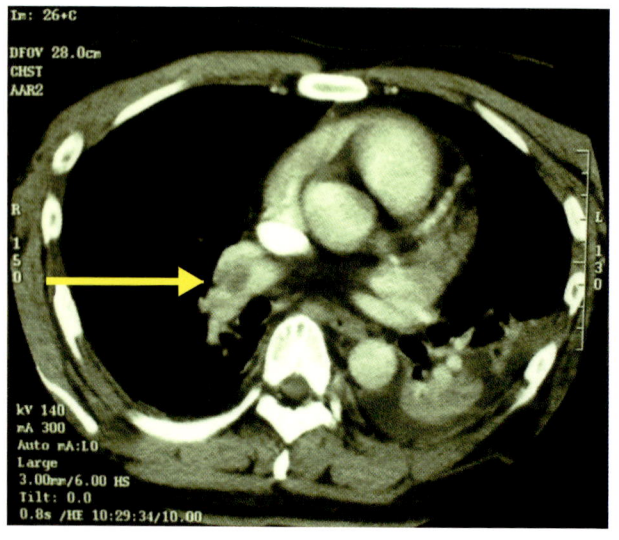

図16　肺血栓塞栓症

肺血栓塞栓症の診断のゴールドスタンダードは，以前は肺動脈造影でしたが，今はCTにとって代わっています．

　図16のCT画像をよくみると，肺動脈の中に造影剤の流れていない部分，血栓があるのがわかります（黄色の矢印）．

　このような大きな血栓があると，これがはがれて飛んだときに，粒となって心臓を飛び越えて肺に詰まります．もし肺動脈に大きな血栓が詰まると心臓から血液を押し出せず，患者さんはそのまま卒倒して心停止になる可能性があります．

　以前は下大静脈にこのような血栓がみつかったら，下大静脈フィルターといって，下大静脈の中で血栓がそれ以上心臓のほうに飛んでいかないようなフィルターを入れていたのですが，最近の研究によると，フィルターを入れると肺塞栓症は予防できるのか，あるいは予防して生命予後が良くなるのかというと，今一つフィルターが有効という結果が出ていないのです．ですから，以前は下大静脈フィルターを入れると一生入れたままにしていたのですが，最近は血栓が溶けた時点でとるという動きになっています．

②肺動脈血栓

　図17のX線写真は，交通事故で入院していた若年男性のものです．

　交通事故で大腿骨を骨折して，それに対しては手術が行われプレートと釘で留めてあります．今では考えられないことですが，手術が終わり抜糸もしたので，若いしそろそろリハビリをしましょうということで，術後2週間ずっと寝ていたこの患者さんが，初めて身体を起こして足をベッドから下ろして半坐位になった瞬間に，倒れて意識をなくしました．

　調べると，先ほどのCTと同様に肺動脈に陰影欠損（血栓）がありました．左の足を手術して2週間安静に固定して，それで今日急に動かしたから血栓が飛んだのではないかということで，静脈造影をしたところ，大腿静脈の全長が造影されていませんでした．いわゆる大伏在静脈に陰影欠損があります．この静脈の中に血栓ができていて，それが飛んだのです．

　現在は深部静脈血栓は予防して当たり前です．以前は脳梗塞や整形外科を受診している一般の患者さんが，リハビリを始めたときに突然死をすることがたまにありました．その多くがこの肺塞栓だっ

たのではないかと考えられています．今はCTも進化してきたので，肺塞栓はすぐに診断がつきます．深部静脈血栓を予防するための弾性ストッキングや，下腿の間欠圧迫方式のフットポンプをつけるのが当たり前になっています（**図18**）．

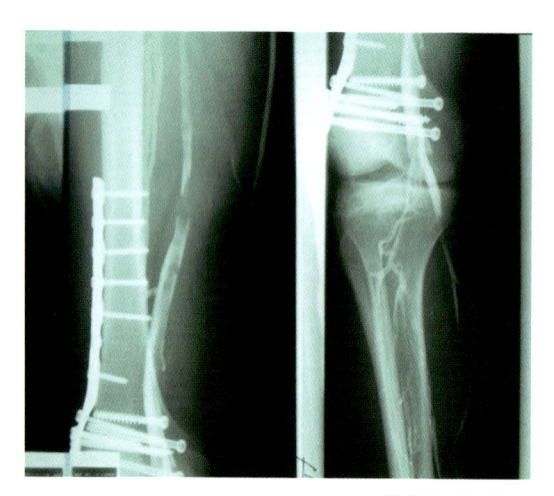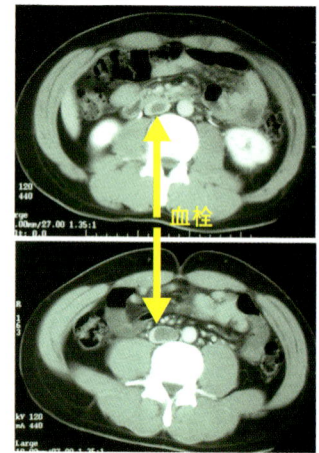

図17 血 栓

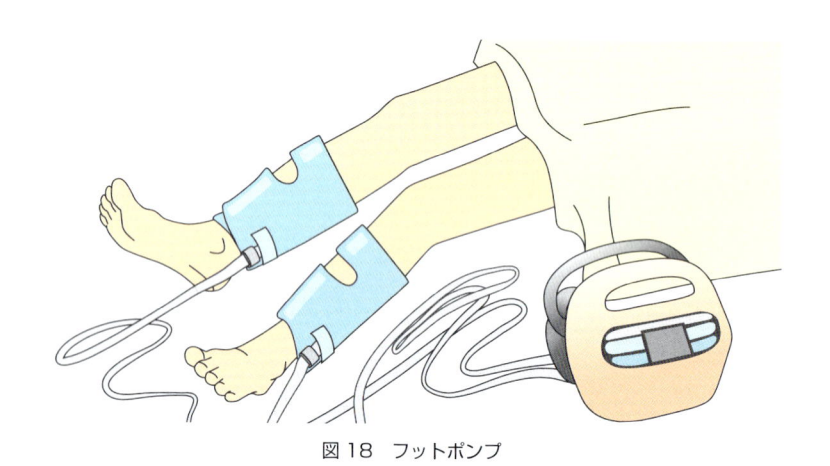

図18 フットポンプ

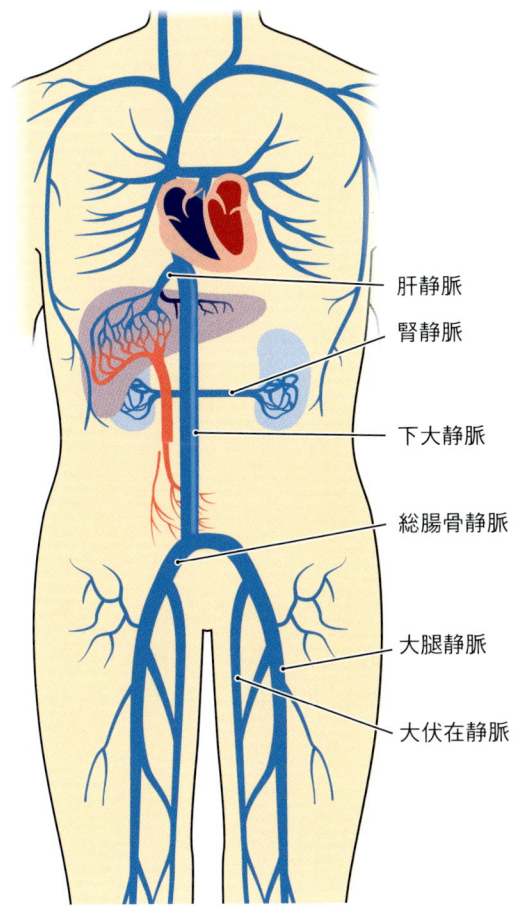

図19 深部静脈血栓症を起こす静脈

肝静脈
腎静脈
下大静脈
総腸骨静脈
大腿静脈
大伏在静脈

　ただ，整形外科の患者さんのように外傷があったときは，フット
ポンプをつけるかどうかは難しい問題です．しかも手術があるので，
抗凝固療法を行いたくても，手術が終わって何日目から抗凝固を始
めたらいいかは微妙なところがあります．

　医師によっては，24時間たったらという人から，1週間はやらな
いでくれという人までいろいろです．抗凝固療法で予防するか，弾
性ストッキングを使うか，フットポンプを使うかということになり
ます．

●深部静脈血栓症

　深部静脈血栓症を起こしやすい静脈は，下肢の大伏在静脈です．
腎静脈あるいは下大静脈でも起こります（**図19**）．

　下大静脈の中にある大きな血栓は，比較的下肢に比べると飛びに

くいといわれています.

上肢での腕頭静脈，鎖骨下静脈でも起こります．普通はここに血栓はできませんが，一番気をつけなければいけないのは，例えば中心静脈カテーテルが入った後です.

カテーテルを1回入れて入れ替えをしている人だったらいいのですが，最近は透析用のカテーテーテルを内頸や鎖骨下から入れることがあります．シャントがつぶれたときに，鎖骨下から入れた透析用のカテーテルで，鎖骨下の静脈が血栓を形成する可能性があります．閉塞すると手はパンパン腫れてしまいます.

●左肺動脈血栓

図20は，今ほとんどみることはなくなった直接肺動脈造影によってわかった，左肺動脈の塞栓症です.

肺動脈の中にピッグテールのカテーテルを入れて造影剤を流します．本当だったら両肺に造影剤がバーッと広がっていくのですが，右の肺動脈のところがカニの爪のようにピタッと止まっています．ということはここに大きな血栓があってここから先に行かないということです．左の肺動脈も先細りになっていて，ここから先に流れていかないということは，両側の肺に血栓が詰まっているということを意味します.

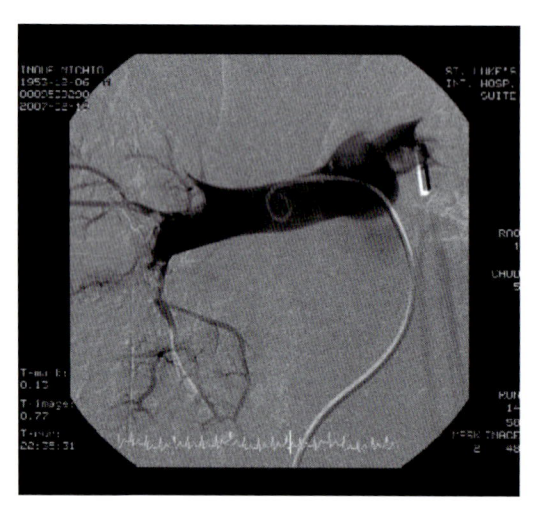

図20　左肺動脈の塞栓症

これはまださいわいな例で，これだけ大量に血栓が詰まってしまうと，だいたい心停止を起こしたりして患者さんの状態はものすご

く悪く，検査すら行けないことがあります．ところがうまく人工呼吸をしながら，CT だったらもっと速く，しかも今は肺動脈の撮影をした後に，そのまま撮影を下までもっていくと，大伏在静脈の中に血栓があるかどうかも 1 回 CT を撮るだけで全部観察できます．

　もし血栓がみつかったらカテーテルで吸引しますが，大きな血栓はとれないので，外科的に取り出します．

　もし，末梢の肺動脈に細かく血栓が散布されているときには，抗凝固療法を行い，ひたすら血栓が溶けるのを待ちます．

●心タンポナーデ

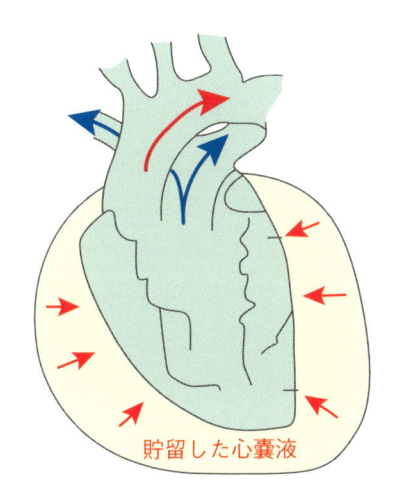

貯留した心囊液

図21　心タンポナーデ

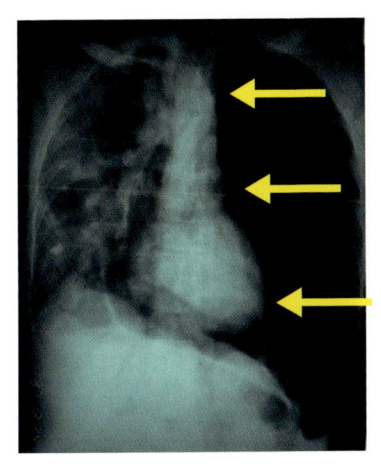

図22　緊張性気胸

心臓が周囲から圧迫されて十分な血液が送れない原因の一つは心タンポナーデです（**図21**）．心タンポナーデは，出血によるものと，いわゆる心嚢液によるものがあります．例えば，肺門の近くにあった肺がんが，心嚢壁，心嚢のところまで浸潤し，滲出液が貯留して起こります．

　X線写真は，左肺の緊張性気胸（**図22**）ですが，これも心外閉塞・拘束性のショックです．

　図21は心タンポナーデの模式図です．心嚢の中に心嚢液が貯留します．

　図22のX線は，縦隔がずっと右側に片寄っています．左の肺はまったくみえません．これは緊張性気胸です．右側の肺のほうが異常にみえますが，この患者さんはもともとCOPDがあって肺が働かない状態です．

　もともと肺の癒着などがあって，右側の肺はこれでも何とか形はとどまっています．本当は左側の肺が元気で，左側の肺だけで呼吸していたりもします．そういった患者さんが，突然息が苦しくなったと言って，しかもショック状態になり，みてみると，唯一働いていた左側の肺が，気胸を起こしてしぼんでしまって酸素が取り込めません．さらに緊張性気胸になって圧迫されています．そうすると心臓は，当然心外閉塞で梗塞されていますから，十分な血液が送り出せなくなって，緊張性気胸によってショックを起こしているのです．

　COPDの人でもともと低酸素で，酸素飽和度が低いことから，かなりの苦悶状態です．こういった患者さんは，胸腔ドレーンを留置して脱気できて左の肺がまたふくらめば，血圧も上がってきます．しかも呼吸も楽になります．

　診断が遅れると，ただのCOPDの増悪で苦しいだけではないかと思い，いくら酸素を投与しても，ショック状態が進行しますから助けられないということになります．

●外傷による緊張性気胸

　図23は外傷による緊張性気胸で，右側の胸腔がずっと縦隔を越えて左側の前面まできています．気胸ですから，チューブを入れて脱気をはかろうとしますが，十分脱気ができません．これも心外閉塞・拘束性ショックです．

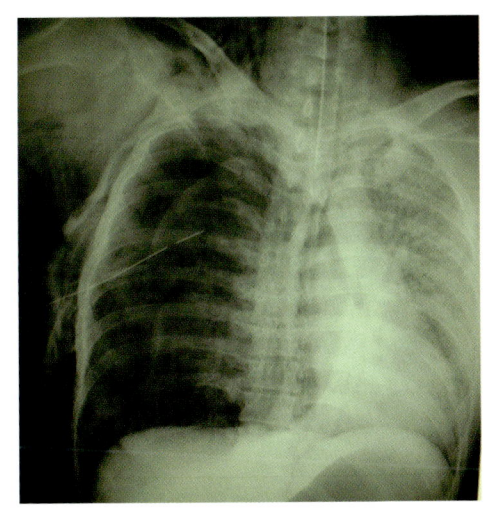

図23 外傷による緊張性気胸

●収縮性心膜炎

　もう一つ心外閉塞・拘束性ショックの中に，心臓が石灰化する病気があります．それが収縮性心膜炎です．

　心臓周囲の心外膜が硬化して，心房が十分伸展できず．心臓の周りを通っている心嚢，心外膜は石灰化します．石灰化していますから，CT を撮ると真っ白にみえます．こういった病気でショック症状が出ることがあります．

　以前は結核性のものが多かったのですが，現在は開心術後や放射線治療後などでも増えています．

血液分布異常性ショック

　血液分布異常性ショックには，敗血症性ショックやアナフィラキシーショック，神経原性ショックなどが含まれます．アナフィラキシーショックについては別項で説明します．

　このショックは，血液の分布が変化することで生じるものです．毛細血管の拡張によって血液が毛細血管床にプールされて，あるいは毛細血管床から血漿成分が血管外に漏出して，循環不全をきたします．

心原性ショックの落とし穴

心原性ショックは心臓の病気ですから，原因疾患によっては，胸が苦しいとか胸が痛いといった次に，突然「心停止」が起こります．あるいは心臓に負担がかかりますから，それまで不整脈がなかった人が不整脈を起こしたり，酸素化が保たれていた人が低酸素血症を起こして苦悶状態になって，低酸素血症だけでも意識障害が起きますから，意識をなくすこともあります．

- ●原因疾患によっては，突然「心停止」
- ●不整脈，あるいは低酸素血症
- ●初期には心負荷の軽減，低酸素の改善
- ●鑑別に心エコーは有効！
- ●原疾患の治療（心筋梗塞，不整脈など）
- ●初期治療で改善しないとき→（気管挿管）＋陽圧換気，補助循環（IABP，PCPS）

心不全の治療

- ●治療としては，初期は心臓の負荷を軽減すること
- ●酸素の状態が悪ければ，低酸素状態を改善する
- ●心臓の負荷を軽減するためには，循環血液量を減らすために，場合によっては利尿薬を使うことも必要かもしれない
- ●もし心外閉塞しているのであれば，閉塞している原因を除去する（血栓をとる）
- ●あるいはタンポナーデであれば心外閉塞を解除（ドレナージ，あるいは穿刺吸引），緊張性気胸であれば脱気をする
- ●胸腔ドレーンを入れて胸腔内の圧を下げ心臓の負荷を軽減する
- ●もう一つは低酸素の改善．十分な酸素投与を行う
- ●それで十分な酸素が身体の中に吸収できないようであれば，気管挿管をして機械的な人工呼吸で陽圧換気を行い，十分な酸素化をはかる

心エコーは，ベッドサイドですぐ施行できるので，早期診断には非常に便利です．

　「心筋梗塞」だと運ばれてきて，実際は「ショック」という場合，心臓カテーテルで再灌流療法だけですむのかどうか，その前に少しエコーを当ててみると心嚢液がたまって，心室の自由壁が破れて心嚢内に血液がたまっていたりしているのを発見できるかもしれません．

　また，心筋梗塞で，心臓にタンポナーデを起こしているケースは実はあまり多くありません．大動脈解離が心嚢部に及んだ，あるいは解離が冠動脈の起始部の一部に及ぶと冠動脈が閉塞しますので，心筋梗塞様の心電図を呈することがあります．その鑑別のためにも，心エコーは非常に有効だと考えられます．

　当然，原疾患の心筋梗塞などに対する治療はもちろん行います．酸素化が不十分なときには，気管挿管して陽圧換気，人工呼吸を行ったりします．もし心臓の収縮力が弱いときには補助循環が必要になります．場合によっては大動脈内バルーンパンピング（IABP）を留置したり，心臓の働きのすべてをとって代わるような，いわゆる体外的な経皮的心肺補助（PCPS）を行います．

　最近は心肺停止の患者さんでも，その原因として心筋梗塞が強く疑われる場合には，心停止の状態で，蘇生を続けながら，外来でPCPSを開始します．そして，心臓カテーテル検査を行い，原因疾患，冠動脈の閉塞があるかどうかを確認し，自己心拍を回復させるといった治療をすることによって，心停止から20分たった人でも救命できる可能性が出てきました．実際には心肺停止の20分後にPCPSが導入されるというのは難しいですが，病院に着いて10分で導入されると良いという話もあります．それだけ心臓が止まっている時間が長くても，その後の脳低温療法などで意識を回復させて，歩いて帰れる患者さんがいるのは事実です．

事例で考えてみよう

事 例

急性心筋梗塞（AMI）で，心臓カテーテル施行後 ICU に入室した患者．もともと睡眠時無呼吸症候群あり．入眠時には BiPAP を装着していたが，ICU に入室して数日間つけていなかった．その患者が突然呼吸停止し，心停止となった．突然のことに驚いたが呼吸停止するところを目撃していたのですぐに処置を行うことができた．

●事例の要約

- ● AMI で，心臓カテーテル施行後入室
- ● もともと BiPAP つけていたが，入室後はつけず
- ● 突然，呼吸停止から心停止

▶ AMI で心臓カテーテル施行後入室

この事例は，AMI で心臓カテーテル施行後入室だからうまく再開はできたんですね．心筋梗塞のほうは治療できました．

▶ BiPAP は？

次が問題です．もともと BiPAP をつけていたが，入室後はつけていなかった．自宅で最近 BiPAP をつけている人がいますよね．BiPAP を入眠時だけ，寝るときにだけつけている人がいます．そういった人が，朝 5 時くらいに胸が痛くて目が覚めて救急車を呼び，救急車が着いたときには冷や汗を流して苦悶状態で，慌てて患者さんをつれて救急病院へ行きました．ところが枕元に置いていた BiPAP はそのまま置いてきました．

それで病院に行きました．もう朝なので，本人は目が覚めて，それでカテーテルの治療を行いました．医師としては「やれやれ，峠を越えた．これであの人は助かった」と思って数日たって，どうも状態がおかしい．しかもあるとき呼吸が止まって，サチュレーションが下がってきたときに，心筋梗塞をした後なので，基本的にまだ

心筋は元気ではなく，やっと虚血から立ち直ったばかりなので，そこにもう1回低酸素になると，再び虚血を起こして，そのまま心停止などになる可能性があります．

▶突然，呼吸停止から心停止

呼吸停止から低酸素，心停止といった経過なのでしょう．

こういった事例を聞くと，責任病変はどこの冠動脈にあったのか，治療はうまくいったのだろうか，成功したのだろうか，もともとBiPAPをつけていた原疾患は何だろう，よくある睡眠時無呼吸症候群（Sleep Apnea Syndrome：SAS）であれば，入室後SASはあったのだろうか，もしかしたらカテーテルのときに鎮痛剤や鎮静剤を使っているので，初日は寝ていたのかもしれない，などと考えてしまいます．

たぶん呼吸停止から心停止なので，かなり時間はあったはずです．しかもこの間，きっとサチュレーションは下がっていたはずなのです．

POINT

もしベッドサイドにいてサチュレーションが下がってきたのであれば，酸素投与をしながら，バッグバルブマスクで補助換気を行い，早く医師を呼ぶべきです．心停止になって医師を呼んだのでは遅いのです．

- BiPAPをつけるという判断をする前に，先にサチュレーションが下がってきたときに十分酸素投与をして，バッグバルブマスクで補助換気行って医師を呼ぶ．
- あるいは気道を確保して医師を呼ぶ．たぶん低酸素はきっかけになっていますので十分な酸素化，酸素投与が必要です．最近の報告では心筋虚血時の低酸素状態がない場合の過剰な酸素投与は心筋の予後を悪くする（心筋の障害を増加させる，心筋梗塞巣を拡大させる）ことがわかってきたので，カテーテル治療後にもあまり酸素を投与しなくなっている施設も多いと思います．

●事例の考察

- ● AMI, カテ後入室
  - → 責任病変は治療の成否
- ● もともと BiPAP（睡眠時無呼吸症候群：SAS）
  - → 入室後 SAS はあったか
- ● 呼吸停止から心停止
  - → 時間経過は低酸素状態はあったか

　入院時の既往歴の聴取や治療の現状など情報収集が重要なことを再認識される事例でした．

血　圧

●収縮期血圧と拡張期血圧の関係

　血圧は，収縮期が中心で，拡張期は意外とあまり気にしていないのではないでしょうか．

　だいたい血圧というのは収縮期のことで，収縮期血圧が80mmHg 以下のときにドクターコールの指示があっても，拡張期血圧が 40mmHg 以下でドクターコールの指示はありません．

　その収縮期と拡張期ですが，**図 24** の青い矢印の大動脈の中の圧が一番高いところが収縮期圧，一番低い圧が拡張期圧です．大動脈は弁で閉じていますから 0 にはならないです．

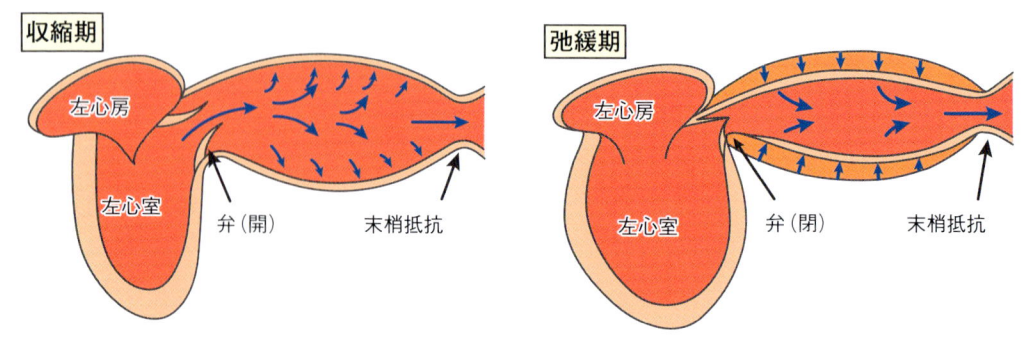

図 24　大動脈の弾性

　この拡張期と収縮期の圧の差で血液が流れます．血管はゴムのように柔らかいので，流れるときは動脈が広がります．それ以外は弾

力で縮みます．末梢になって動脈がだんだんと細くなってくると，その流れが心臓に一定の速度でずっと流れます（定常流）．

模式図（**図25**）で見てみると，

収縮期血圧
心臓が収縮して全身に血液を送り出すときの圧力

拡張期血圧
心臓が拡張して全身から血液が戻ってくるときの圧力

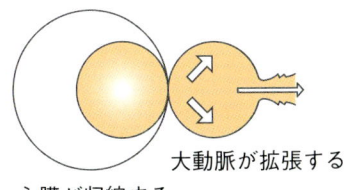

大動脈が拡張する

心臓が収縮する

大動脈が収縮する

心臓が拡張する

図25　収縮と拡張の模式図

収縮期血圧とは，左心室から大動脈の弁を通って，大動脈の中に流れてきた最大の圧力です．一方，拡張期血圧は，心臓が拡張して全身から血液が戻ってくるときの動脈の中の圧力です．

●拡張期血圧を規定する要素

- ●循環血液量
  身体の中を回っている血液量が多いと，拡張期血圧は上がる
- ●血管伸縮性
- ●大動脈弁
  大動脈の狭窄や閉鎖不全があると，拡張期血圧は下がらない
- ●心筋壁の伸縮性
- ●心拍出量
- ●血液粘度
  血液粘度によって拡張期血圧は規定され，変化していく

●年齢に伴う血圧の変化

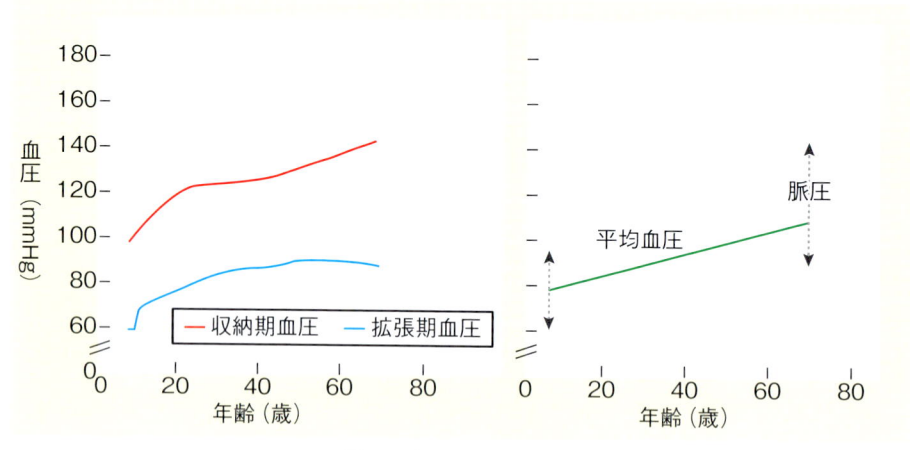

図26　年齢に伴う血圧変化

　図26は，左側が収縮期血圧と拡張期血圧を別々に分けた一般的な年齢に伴う変化です．一般に若年者では，収縮期血圧が100mmHg，拡張期血圧が60mmHgです．年齢が上がるにつれて，収縮期血圧も上昇し，拡張期血圧はある程度まで上がって横ばいとなります．

　平均血圧とは，拡張期と収縮期血圧の差1/3に拡張期血圧に加えたものです．どうして半分でないのかというと，血液の流れ，平均血圧によって循環血液は流れていくので1/3になります．脈の波形を見ていただくとわかるのですが，それを結合した面積を血液が流れる量だとすると，だいたい1/3になります．

　平均血圧でみてみると，高齢になるにしたがって，だんだんと平均血圧が上がってきて，しかも収縮期と拡張期の圧の差が大きくなって，脈圧が大きくなります．これが一般的な年齢に伴う血圧の変化です．

●病態によって血圧がどう変わるか

　疾患によって血圧，特に拡張期血圧がどのように変化するのか，説明しましょう．

出血性ショックにおける血圧の変化

　出血性ショックでは，早期では脈圧が減少し，拡張期血圧が

105/95mmHg より上昇します．このことは心拍出量の減少と交感神経の緊張が，ノルアドレナリンによって血管壁の緊張を増加させて拡張期血圧が上昇することと連動して起こります．わかりにくいですが，末梢の血管壁の緊張があって，血管の緊張が保たれていて，循環（送り出す圧力）が弱くても血圧を維持しようとするわけです．

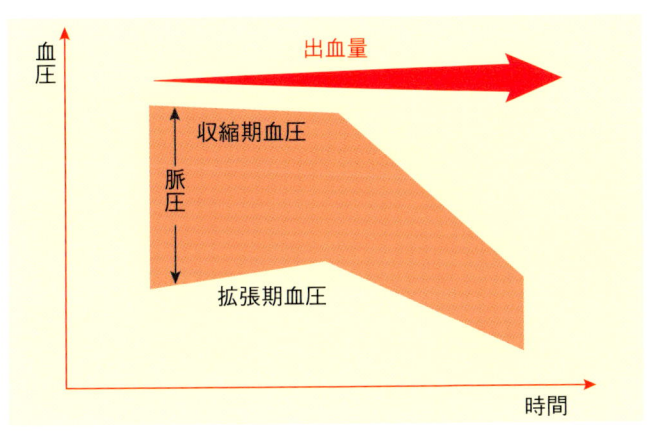

図27　出血性ショックにおける血圧の変化

　図27のように，出血し始めても血圧はすぐには下がりません．すぐには下がらないけれども，体はどういうことになっているかというと，収縮期血圧維持するために，末梢の血管が収縮します．同時に血管が交感神経によって収縮するので，拡張期血圧が少し上がります．

　しかし，ほとんどの場合，出血のあるときは拡張期血圧が上がって収縮期血圧が変わらないというのを観察するのは難しいと思います．例えば，自動血圧計で，今血圧が 120/90mmHg となったときに，拡張期が 80mmHg が 90mmHg に上がって異常と思うかどうかです．普通は異常とは思いません．ただ理屈からいうと，出血が出始めたときの，収縮期血圧が維持されているときに拡張期血圧が上がっているから，もしかしたら出血している経過ではこういった状態になって，あとから見るとこのときに出血が始まっていたというのがわかるときがあるかもしれません．さらに出血すると血管の収縮が追いつかないので，血圧が下がってきます．そのときにはもう循環血液量が減ってきていますから，拡張期血圧も下がっています．

感染性（敗血症性）ショックにおける血圧の変化

敗血症性ショック，アナフィラキシーショックの早期などでは，拡張期血圧が低い状態で血管の収縮が起こりますが，心室の後負荷というのは末梢の動脈の緊張が低下している状態ですから，血圧は115/42mmHgに維持されたままにみえます．さらに病状が進行すると，収縮期血圧は下がってきます（図28）．

敗血症性ショックでは，末梢血管緊張がなくなって拡張します．

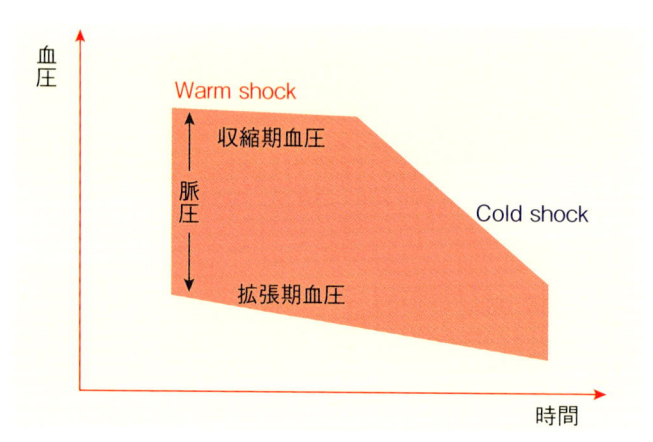

図28　感染性ショックにおける血圧の変化

ところが敗血症性ショックの早期には，血管の緊張がまだ高いため収縮期血圧が維持されます．しかし，その緊張がそれ以上我慢できないときには収縮期血圧が下がってきます．ですから敗血症性ショックのときには，収縮期血圧がまだ維持されているような時期は，末梢の血流が十分ありますから比較的温かいです．先ほどの手足が冷たい状態よりは温かい状態で，ジトッと汗がにじんだりしている状態なのでWarm shockと呼ばれます．

次に血圧が下がってくるときには，うっ血性ショックの場合と同じように，末梢に血液が十分灌流しませんから，手足が冷たくなってきます（Cold Shock）．

例えば，敗血症を疑って，感染源や血液検査のCRP（C反応性蛋白）が明らかに10mg/dLまで上がっている．もっといえば白血球数が2万/μLを超えていて，医師は感染を疑っているときに何に注意するかというと，次は敗血症性ショックにならないかと思ってみています．今後臨床で血圧は120/80mmHg，次に測ると120/70mmHgというようなことを観察する機会があるかもしれません．

しかし，このときにはすでに血圧は，収縮期血圧は横ばいだけれども，感染症の場合は，すでに抗菌薬の投与やいろいろな治療がまっています．ただショックになってきたときには末梢を締めるので，敗血症性ショックのときには昇圧剤のノルアドレナリンをどこかで開始するというようなことを考えておく必要があります．

　血圧は，低いより高いほうが悪い（拡張期血圧が高いほうが悪い）のです．
　例えば，血圧が 120/60mmHg の人がいたとします．脈圧の差は 60 ですから，60 の 1/3 を拡張期血圧に足した平均血圧は 80mmHg です．では血圧が 120/90mmHg，いわゆる拡張期血圧が高い人の平均血圧は 100mmHg です．拡張期血圧が高いというのは，血管壁が固くなっている状態です．それだけ動脈硬化が進んでおり，血管壁，特に静脈の伸展性が低下してきているということです．
　では拡張期血圧が高いほうが灌流圧が高く，組織には灌流されたほうがいいので，灌流圧が高いほうがいいのでしょうか．先ほどの平均血圧が 80mmHg の人より 100mmHg の人のほうが臓器には十分血液がいくのではないかという話です．例えば，平均血圧から脳圧の差をとったものが脳の灌流圧です．脳の灌流圧は一定に保たれないと，脳の虚血をきたしたり神経症状が出たりしますから，脳灌流圧とは平均血圧と脳圧の差をとって求めています．
　末梢の組織，例えば，肝臓や腎臓の血流は，末梢の組織の内圧です．腎臓が腫れていて，脳の圧が高くなって，例えば頭蓋内組織の損傷で脳ヘルニアを起こして瞳孔不同が出ているというのとは違って，腎臓組織の組織内圧は上がりません．例えば，上の血圧で，120/90mmHg の平均血圧が 100mmHg だと十分で，80mmHg だと低すぎて灌流不全で腎不全をきたすということにはなりません．ですから拡張期血圧が高いほうがいい，灌流圧が高いほうが都合がいいかというと，必ずしもそういうわけではありません．
　拡張期血圧が高いと悪いかといわれても，一概にはすべて悪いとはいえません．しかし拡張期血圧の高い人のほうが，低い人よりも動脈硬化が進んでいる可能性はあるということです．拡張期血圧が高いほうが悪いといわれるゆえんがあるのかというと，はっきりした医学的な根拠はないようです．
　ですから普段われわれは，拡張期血圧はあまり気にしていません

が，ICU で動脈ラインで波形をみているのだったらはっきり出ますので，拡張期血圧に注目してみると，例えば，敗血症のときに収縮期血圧は変わらないのに拡張期血圧は少し下がってくるというようなことを，観察できるかもしれません．

2-5 アナフィラキシーショック

CT 撮影中の落とし穴

造影剤でのアナフィラキシー

実はアナフィラキシーは病院の中でも起こります．例えば，放射線科で造影剤を注入している最中に，息が苦しくなって，脈が触れなくなりました．放射線科の人は，こういったことが起こったときに，どうするか対応を決めています．

当院では年に何回も練習をしています．造影剤を使っている患者さんが，途中で咳込んで呼吸がおかしい，何かおかしいことを言っているといったときに，それを見ているのは，基本的に医師ではなく，看護師と技師です．看護師と技師がおかしいと言うとき，

- まず何をして，どうするか
- アナフィラキシーだと疑うのが大事です

検査を優先させると，もっとひどくなります．疑ったら検査を中止すべきでしょう．注入している造影剤は，すぐに中止して医師を呼びましょう．

検査中は患者さんは返事をしませんから，息が苦しいとは言いません．

「何かおかしいな，咳込んでいる」というときは，すぐに中に入っていって患者さんの様子を確認します．

「大丈夫ですか　苦しくないですか」

と声をかけ，体に触れてみます．すると体が熱い．

- 体が熱い
- 息が苦しい
- 顔が真っ赤になっている

といったときは，すぐに CT は中止します．それだけアナフィラキシーは怖いのです．起こす原因は，患者さん側の要因もあるので，アナフィラキシーを起こしたことは 100％医療機関側が悪いとは言われませんが，その後どのように対応したかで責任の重さは変わってきます．

しかし，

●過去に造影剤でアナフィラキシーを起こした人が，また同じ薬を使ってアナフィラキシーを起こした

これは絶対に駄目なパターンです．

でも，過去に何を起こしたかわかりません．そんなときは，

看護師「過去に造影剤で具合が悪くなったことはありますか」

と聞いて，

患　者「ありませんと言っていたけど，造影剤を使ったら，息が詰まる感じがして，アナフィラキシーの症状が出た」

アナフィラキシーが起こったことはしょうがないですが，その後に，「すぐに医療機関は最善の処置をしましたか」というのは裁判で争点になります．

「きちんとこういう薬を使って最大限の救命処置をしました」と助かればベストですが，助からなかったとしても，アナフィラキシーを起こしたことが患者さんの死因だとしたら，裁判になる可能性はあります．

検査の説明をきちんと行い，同意書にもサインをもらっていて，それでも造影剤の副作用が出現して，薬もすぐ止めて，アナフィラキシーにすぐ気がついて適切な蘇生処置をしたにもかかわらず心拍が再開しなかったというのなら，病院側の過失は相当少なくなると思われます．

アナフィラキシーショックの概念とは

アナフィラキシーの概念は，以下のようになっています．

- ●外来の物質に対して
- ● IgE 抗体を介して引き起こされる
- ●全身性即時型アレルギー反応（I 型）

●アレルギーのタイプ

アナフィラキシーとは，外来の物質に対して IgE 抗体を介して引き起こされる全身性即時型アレルギー反応です．アレルギーのタイプは 4 型に分かれます．

アナフィラキシーショックと一言でいってもいろいろな病態があります．そのうちの一つはアナフィラキシー反応といい，これが本来のアナフィラキシーです．

以前感作され，再びその感作抗原に曝露されたときに起こる全身反応のことをいいます．ですから以前感作されたことが 1 回あることになります．

- ●アナフィラキシーショック
- アナフィラキシー反応：以前感作され，再びその感作抗原に曝露されたときに起こる全身反応
- アナフィラキシー様反応：特定の薬物の最初の投与後に，毒物特異体質的機序によって起こる全身反応

●アナフィラキシー反応とアナフィラキシー様反応

もう一つ似たような言葉に，アナフィラキシー様反応というのがあります．アナフィラキシー反応を英語で言うと，anaphylactic reaction，アナフィラキシー様反応は anaphylactoid reaction です．

このアナフィラキシー様反応は，特定の薬物の最初の投与後に起こる毒物特異体質的機序によって起こる全身性の反応です．

**アレルギーの
4タイプ**

●Ⅰ型アレルギー
（即時型）
IgE が肥満細胞や白血球と反応して起きる．
気管支喘息，花粉症，食物アレルギーなど．

●Ⅱ型アレルギー
（細胞障害型）
抗原抗体反応が自分の体の細胞に反応して起こる．
悪性貧血，橋本病，自己免疫性溶血性貧血など．

●Ⅲ型アレルギー
自己免疫疾患を引き起こすアレルギー．
関節リウマチ，シェーグレン症候群，全身性エリテマトーデス，多動性動脈炎など．

●Ⅳ型アレルギー
（遅延型）
感作 T 細胞と抗原が反応して起きる．
接触性皮膚炎，ツベルクリン反応，ギラン・バレー症候群など．

アナフィラキシー
様反応
抗原抗体反応により前
もって感作されて抗体
が出てきた反応ではあ
りません.

- ●過去に造影剤を使ってアレルギーがあった人に2回目使って，やはりまた起きた場合，
  これはアナフィラキシー反応です
- ●初めて使った薬で，このような症状を起こすのは，
  アナフィラキシー様反応です

いずれにしても治療は一緒です．どちらも手遅れになると致死的なことがあります．ですから，1回目だから大丈夫という保障はありません．いずれにしても造影剤，アナフィラキシーやアレルギーを起こしやすい薬，抗生剤，そのほかの薬についても同じようなことはありうるといえるでしょう．

最近は抗生剤の使用時に皮内反応検査を行うことも少なくなりました．皮内反応検査を実施しても，前もってアレルギーがあるかどうかを察知するのが難しいのと，皮内反応検査をするだけでもアレルギーを起こす人がいるからです．

それよりは，投与し始めて最初の数分間観察をして，異常がないかをみるほうが大事です．

入院患者に対しては，入院するときにアレルギーの有無を聞くべきです．「ソバのアレルギーがあります」という患者さんがいて，ソバが禁忌となっているにもかかわらず，どこかでソバを食べてしまったりすることもあります．また，病院食はアレルギーがあるとその食材は必ず避けますが，「配膳間違いで食べてしまう」こともありうるので注意が必要です．

アナフィラキシーの症状のキホン

アナフィラキシーの症状とは

アナフィラキシーの症状のキホンは，以下の3つです．

①蕁麻疹
②気管支喘息様症状
③血圧低下

アナフィラキシーショックは，病態として末梢の血管抵抗が下が

ります.

そして末梢血管が拡張します.そのとき,循環血液量は,基本的に出血はしませんから変わりません.ところが末梢の血管が広がるような場合は,先ほどの浮腫の場合と同様に,血管の透過性が亢進して,血液中の血漿成分が血管からもれて出ていきます.そうすると,時間がたつと循環血液量は相対的に減ってきます.

また,アナフィラキシーを起こしているときは,心臓の収縮力が同時に落ちます.心臓のポンプ作用も下がるのです.

アナフィラキシーを起こしたら反応するのは,末梢の組織にいる肥満細胞(マスト細胞)と,血液の中でその役割を担う好塩基球です.白血球の中に入っている化学伝達物質でアレルギーの症状を起こすヒスタミン,カリクレイン,キニンなどが放出された影響で,さまざまな症状が出ます.

先ほどの蕁麻疹,気管支喘息,末梢血管の透過性の亢進,低血圧などです.

●アナフィラキシーの前駆症状

- ●全身症状:口内異常感,不安感,無力虚脱感,急に黙る,冷汗,悪寒
- ●循環器症状:頻脈,心悸亢進
- ●神経症状:四肢・口唇しびれ,めまい
- ●呼吸器症状:喉頭部狭窄,くしゃみ,喘鳴
- ●消化器症状:嚥下困難,腹痛,悪心・嘔吐,便意

前駆症状としての全身症状は,

- ●口の中の違和感
- ●不安感
- ●無力虚脱感

などです.血圧が下がって喘息様の症状が出る前に,こういった前駆症状が起きます.

ですから看護師は必ず放射線科で造影剤を使うときに,

> 「口の中，変な味がしませんか」
> 「気持ち悪くないですか」

と，聞いてください．

> 「急に冷や汗が出たりする」

ような場合は「アナフィラキシーを起こしかけている」と疑うことが重要です．

循環器の前駆症状としては，血圧が下がる前に

- ●頻拍になったり動悸を感じたりする

神経症状としては，

- ●脳の症状ではないが，口唇がしびれたり，めまいがする

呼吸器症状としては，

- ●喉の奥が狭くなった，詰まった感じがする
- ●風邪もひいていないのに，造影剤を使い始めて咳込んだり，くしゃみをしたりする

上記の場合は，ちょっと怪しいなと思わないといけません．悪心・嘔吐以外の消化器症状が前駆症状として出ることは少ないですが，モニターではわからないので患者さんの様子をよくみておきましょう．

消化器症状としては，下記のようなものがあります．

- ●嚥下困難
- ●腹　痛
- ●悪心・嘔吐
- ●便　意

アナフィラキシーの進行症状

アナフィラキシーの進行症状には，下記のようなものがあります．

●循環器症状：血圧低下，脈拍微弱，チアノーゼ
●神 経 症 状 ：意識消失，けいれん
●呼 吸 器 症 状：気道浮腫
●消 化 器 症 状：尿便失禁，下痢
●皮膚粘膜症状：血管浮腫，紫斑

これらの症状が進行してくると，血圧が低下し，脈拍が弱くなってチアノーゼが出てきます．

アナフィラキシーの重症症状

アナフィラキシーの重症症状には，下記のようなものがあります．

●高度のチアノーゼ
●循環虚脱
●窒息による呼吸停止
●昏　睡

そして，さらに重症になってくるとチアノーゼが出て，窒息による呼吸停止，あるいは昏睡に陥ったりします．

事例：ハチによるアナフィラキシーショック

この患者さんはハチ刺傷です．ヒューヒュー言いながら救急外来に運ばれてきました．

患　者「ハチに刺された」
　呼吸のときに喉元が「ヒューヒュー」と言っている．
医　師「喘息を今までやったことありますか」
患　者「喘息はない．ハチに刺された．原因として考えられることはそれしかない」
　意識がはっきりしているので，しっかりと症状を聞くことができます．
医　師「過去に刺されたことはありますか」

患　者「昔，刺されて病院に運ばれたことがある．次に刺され
　　　たら気をつけろとも言われました」

それで服を脱がしてみると，**図 29** のように足が真っ赤になって
いました．発赤ですね．写真ではわかりにくいですが，喉のところ
も赤くなっています．

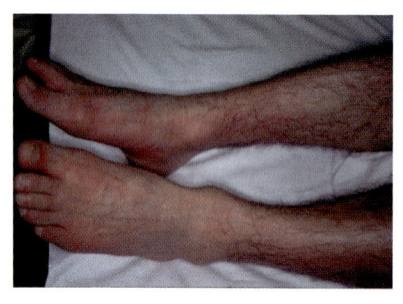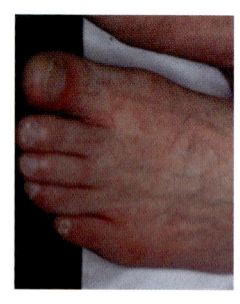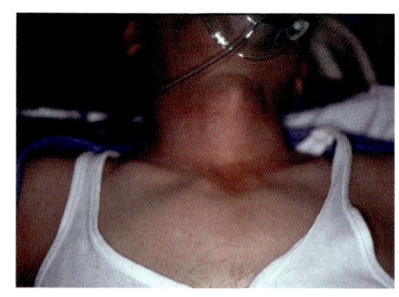

図 29　アナフィラキシーによる発赤

アナフィラキシーの治療

治療の流れ

アナフィラキシーが疑われる患者さんの治療で大事なことは，輸
液路を確保することです．

❶輸液路確保（生理食塩水，外液の急速輸液）
❷酸素投与
❸エピネフリンの投与
　　　0.3mg 筋注（成人）
　　　ショック時は希釈して静注
❹ステロイド，抗ヒスタミン剤の投与は必要に応じて行う
　　（即効性はない！）

▶はじめに → 輸液路確保

造影剤を注射している患者さんの場合は，すぐに造影剤の注入を
中止しますが，静脈路は次に新しく確保できるとは限らないので，
留置針をそのままにしておいてください．

▶次に → 酸素投与

現場で次にやってほしいのは，酸素投与を開始することです．

▶そして → エピネフリンの投与

　次はエピネフリンの投与です．エピネフリンは成人量で 0.3mg を筋注しています．皮下注と書いてある教科書もありますが，皮下注は薬剤が吸収されるのに時間がかかるので，「筋注で」と，当院では言っています．用法上は，「アナフィラキシーは皮下または筋注」と書いてありますが，筋注のほうが明らかに即効性があります．

　それでもショックのときは希釈して静注しますが，投与方法や量を間違えてしまうと頻脈や高血圧になります．

●エピネフリン

　ステロイド，抗ヒスタミン剤には速効性はないので，一番最初に使ってほしいのはエピネフリンです．

▶エピネフリンの効果

- ●ヒスタミンの遊離抑制（β）
- ●心収縮力増加（β_1）
- ●気管支弛緩（β_2）
- ●血管収縮（α）

　どうしてエピネフリンかというと，エピネフリンは一つの薬で，先ほどの肥満細胞から出てくるヒスタミンの遊離を抑制します．ひどくならずに抑え，しかも気管支が攣縮して呼吸困難の発作を起こしているのを寛解させます．さらに心臓の収縮力が低下しているのを増加させ，血管が拡張しているのも防ぎます．

▶エピネフリンの作用機序

　エピネフリンは1種類で，アナフィラキシーを起こすことになった原因と結果を同時に両方治療できます．多くの場合，ステロイドは使うけれどもエピネフリンを使っていませんが，エピネフリンは必ず先に入れてください．ステロイドにアレルギーがないという保証はありません．コハク酸が入ったりすると，それでまたショックを起こしたりしますから（コハク酸アレルギー），まずエピネフリンを使って，それで肥満細胞のヒスタミンの遊離を抑えてアナフィラキシーの症状も軽減できるので，一番理にかなっています．

エピネフリンの使用法

- 状態が安定していたら
  → 0.3mg 筋注
- ショック状態，症状進行のとき
  → 10 培希釈（10mL）の 1mL を 3〜5分で静注

　状態が安定していたら，すぐに 0.3mg を筋注して，もしショック状態や症状がどんどん進むときは，10 倍希釈などで，かなりゆっくり投与します．これは一度に入れてしまうと心停止を蘇生するときの量になってしまうからです．

アナフィラキシー治療の落とし穴

- 大量のエピネフリンの静注は危険
- 4〜24 時間は再発の可能性あり
- 投与した薬剤でもアナフィラキシーを起こす可能性はある
- アナフィラキシーの既往のある人は要注意

大量のエピネフリン静注は注意が必要

　大量のエピネフリン静注には注意が必要です．問題はアナフィラキシーを起こすと，「4〜24 時間で再発作を起こす可能性がある」からです．

①エピネフリンを打ちました．
「だいぶ楽になりました．帰れそうです」
　　　　　　↓
（①でも，再発作を起こす可能性があるので，当院は，1 日は入院して経過をみることにしています）
　　　　　　↓
②翌日まで大丈夫だったら，翌日に皮膚科でアレルギーの検査を行います．何にアレルギーがあったのかを検査してもらって，今後使ってはいけない薬があることをはっきりしてから帰ってもらう．当然，投与した薬剤以外でもアナフィラキシーを起こ

す可能性があります.

　アナフィラキシーを起こしたときに，ステロイドを安易に使用すると，ショックがひどくなることもありえます．ですから，エピネフリン以外を使うのは，もう少し待ってもらったほうがいいでしょう.

　アレルギー＝ステロイドと思っている医師も多いので，ステロイドを入れるよりも，抗ヒスタミン剤を入れてもらったほうがまだいい場合があります.
　特に以前，アナフィラキシー症状で挿管されて ICU に入ったことがあるという人は「要注意」です．どんな症状を起こすかわからないのです.

●エピネフリンを使いすぎた！

> ●エピネフリンを使いすぎて血圧が上昇してしまいました
> ● 1mL を静注．10 倍希釈するのを忘れました
> ●原液で入れました．血圧が 200mmHg です
> ●患者さんは頭がガンガンすると言っています

　血圧が 200 mmHg まで上がると頭が割れるようになるでしょう.さて，どうしますか．エピネフリンを打って，次に降圧剤となると大変なことになります.
　エピネフリンの効果は数分もちませんから，血圧はそのうち下がります．ですから安静にさせておくのが正解です.

●皮下注してって！　どこに
　例えば，皮下注してと言われました.

> 看護師「先生，アナフィキラシーです」
> 医　師「エピネフリンを 0.3mg を皮下注で」
> 看護師「どこにするのですか」

　基本的にエピペン®を打っている人はおわかりだと思いますが，大腿外側に打ちます．浅ければ皮下，深ければ筋注もあると思いま

す（図30）.

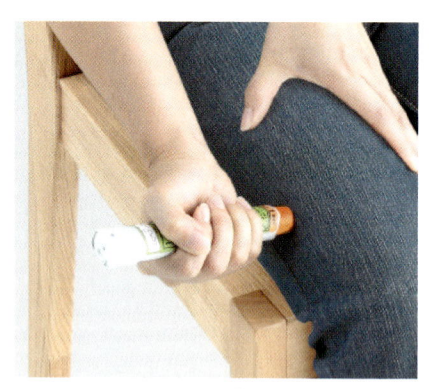

図30　エピペン®を打つ場所

●エピペン®の種類

　エピペン®はアナフィラキシーの症状を緩和させるための補助治療剤（アドレナリン注射薬）です．目安として，0.3mgは体重30kg以上の患者（成人・小児）に使用されます．0.15mgは体重15kg以上の患者（小児）に使用されます（図31）.

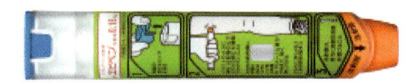

エピペン®注射液 0.15mg

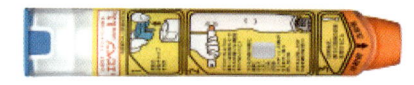

エピペン®注射液 0.3mg

図31　エピペン®

2-6 けいれん

けいれん対応のキホン

入院してきたばかりの患者さんが，突然けいれん（全身性強直性）を起こしました．全身にチアノーゼも認められ，数分たっても治まらない場合，原因としてどんなことが考えられるでしょうか．また，どのように対応したらよいのでしょうか．

●けいれんの原因

- ●頭蓋内疾患（脳出血，脳卒中後後遺症，脳炎，脳腫瘍，脳動静脈奇形など）
- ●内分泌・代謝疾患
- ●血液・免疫疾患
- ●消化器疾患
- ●心停止直後（低酸素）
- ●薬物・毒物中毒
- ●心因性

●けいれんの初期対応の流れ

- ❶危険の排除（転倒・転落など，屋外なら事故）
- ❷呼吸，脈拍の確認
- ❸モニター（特に心電図，パルスオキシメータ）
- ❹酸素投与
- ❺輸液路確保
- ❻抗けいれん薬投与

「①危険の排除」について，けいれんを起こして倒れたときに転んで頭を打って脳挫傷になるといったことが起こらないように，医

療者が注意する必要があります．そして，心電図モニターやパルシオキシメータなど，各種モニターを装着します．けいれん発作中は呼吸ができず，低酸素血症となりチアノーゼが出ることがあるので，酸素投与を行います．

けいれんの誤った対応

けいれんで搬送されてきた患者さんの家族が，舌を噛まないようにタオルを口に入れる，あるいは割り箸をくわえさせるということを行っていた事例がありました．これらは誤った対応です．

▶NG 行為：タオル

血まみれのタオルが口の中いっぱいに入っていることがあります．タオルを口の中に入れるのは，かえって窒息を起こすリスクを高めます．患者さんが舌を噛んだとしても，それで窒息することはまずありません．舌は筋肉ですから，噛んだら出血しますが，舌がけいれんして喉の奥に引っかかって，窒息するということはありません．

▶NG 行為：割り箸

患者さんが割り箸を強く噛み，口の端々が切れることがあります．

けいれんで窒息しなくても，上記の NG 行為によって，けいれんが治まった後に呼吸ができなくて心停止ということになりかねません．また，口の中に物を入れようとしている人の指が噛まれる危険性もあります．

初発のけいれんに注意

初発のけいれんは，特に成人では要注意です．

幼少期から，熱性けいれんなど何回もてんかん発作を起こしている人，普段から抗けいれん薬を飲んでいる人がけいれんを起こした場合は，

- ●薬を中断した
- ●薬を飲んでいない
- ●何か誘因があった

という可能性がありますが，初めてけいれんを起こしたときは，別の原因を考えます．

事例で考えてみよう

けいれんが脳の病気ではなくて，心停止からくる場合があります．

●突然の心停止

外来で，それまで普通に会話をしていた患者さんが突然，目の前で心室細動（VF）を起こし，うめき声をあげて崩れるように倒れることがあります．

VFを起こしている最中は，話ができず表情がうつろになります．心停止では脳に血液が行かなくなり，けいれんすることがあるのです．

そのときに「けいれんだ！」と，静脈路を確保し，抗けいれん薬の投与を優先しているうちにモニターの装着が遅れ，心停止の発見が遅れることがあります．

心停止はモニターを装着して初めてわかるのであって，けいれんを発症した人が実はVFだったということもあるのです．

具体的な事例を紹介します．

> 看護師「○歳の男性，初発のけいれんです」
> 　病院到着時にはけいれんは治まっており，普通に話しができました．
> 医　師　けいれんなのでCTを撮って頭蓋内病変を除外し，抗けいれん薬を点滴しようと思っていました．CT撮影前，経過観察しているときに，そばにいた看護師が…．
> 看護師「先生，またけいれんです！」と言うと，もう頭の中は
> 医　師（けいれん．抗けいれん薬，抗けいれん薬…）
>
> 　そうするとアレビアチン®の投与に執着して，モニター装着を忘れてしまっています．しかし，その患者さんは実はけいれんではなく，心室細動（VF）が継続していました．

結局，この患者さんは心筋梗塞でした．けいれんを起こして意識がないから「胸が痛い」と言わないし，目が覚めたときには痛みがなくなっているから，本人は普通に話していたのです．

VFを起こしたときには，モニターをつけます．何が先かというと，フェニトイン（アレビアチン®）より「除細動（DC）」です．そして，応援のためのスタッフを呼んでください．

けいれんにはさまざまな原因がありますが，「モニターが大事」ということだけは覚えておいてください．けいれんがすべて脳の病気と思っているのは大きな間違いです．

●急変コールの事例

てんかんの既往があり，当院の神経内科に通院していた患者さんの事例です．

> 患　者「どうも最近，発作をよく起こしているらしい」
> 　調子が悪いということで救急外来に来院．
> 　意識状態ははっきりしており，けいれんは起こしていません．
> 医　師「薬は飲んでいますか」
> 患　者「薬はちゃんと飲んでいます．でも，ちょっと心配なので，入院させてほしい」と言って入院しました．
> 　入院当日の夜中，目撃者がいないときにトイレでけいれん発作を起こし，緊急コールになりました．

てんかんによるけいれん発作は予測できないことがあります．ただ，「調子が悪い」という訴えがあったので，救急外来で，普段飲んでいる薬の血中濃度を測定しておけばよかったかもしれません．もし，その時点で血中濃度が下がっていたら，点滴で補充するなどの対応ができたでしょう．

本人も，「どうも最近，発作をよく起こしているらしい」と言っています．

そもそもてんかんによるけいれん発作を起こす人の中には，自分が発作を起こしていることがわからない場合があります．学校や会社など，第三者の前で発作を起こして初めて，てんかんだと気づか

れることもあります

> ● 朝起きると，布団の横に自分の吐いた跡がある
> ● ときどきものすごく頭が痛いことがある

　上記のようなことを聞き取れば，「この人は夜中に何回も発作を起こしているけれど，本人がてんかんによるけいれん発作を起こしていることを知らないな」と推測できます．そういった人は神経内科を受診して「脳波」を測定すると，はっきりするでしょう．

2-7 腹　痛

腹痛対応のキホン

　急変を起こす腹部の疾患はさまざまなものがありますが（表7），数分単位で症状が進行するものは，血管性の疾患しかありません．消化器の疾患では起きません．消化器の疾患であるとしたら気づくのが遅れたためです．

　腸閉塞の痛みは数時間単位で生じますし，仮に潰瘍が穿孔して，穿孔性の腹膜炎を起こしても，穿孔した瞬間に突然ショックになったりはしません．つまり，腸閉塞も，消化性潰瘍も，穿孔性の腹膜炎も，数分単位で症状が進行・悪化することはないのです．

　したがって，数分単位で進行してショックになるとしたら，腹部の場合はまず，最初に血管性の病変を疑います．

表7　腹痛の部位別代表的疾患

心窩部	食道炎・潰瘍，胃・十二指腸潰瘍もしくは穿孔，急性胃炎，胃癌，虫垂炎，胆石症，急性膵炎，心筋梗塞，心膜炎，急性大動脈解離など
右上腹部	十二指腸潰瘍，急性胆嚢炎，急性胆管炎，急性肝炎，肝癌，胆嚢結石，腎結石，腎盂炎，肺炎，胸膜炎
左上腹部	胃潰瘍，急性胃炎，膵炎，膵癌，大腸炎，腎結石，腎盂炎
臍　部	急性虫垂炎，急性腸炎，胆石症，腸閉塞，腹部大動脈瘤破裂など
腹部全体	腸閉塞，急性膵炎，急性腹膜炎，腸間膜動脈血栓症，腹部大動脈瘤破裂など
右下腹部	急性虫垂炎，大腸憩室炎，大腸癌，クローン病，腸重積，右卵巣嚢腫茎捻転，子宮外妊娠破裂，右尿管結石
左下腹部	大腸憩室炎，潰瘍性大腸炎，S状結腸捻転，左卵巣嚢腫茎捻転，子宮外妊娠破裂，左尿管結石
下腹部	膀胱炎，子宮外妊娠破裂，卵巣嚢腫茎捻転，骨盤腹膜炎，閉尿

　具体的な事例みてみましょう．

事　例

●突然の腹痛

　ICUに入室中の冠動脈バイパス術後の患者．術後2日目に突然の腹痛を訴え，数分後に徐脈，心停止になり，その後死亡

が確認された．血行動態も安定していたため，腹痛，腹部症状
との関連性が結局わからなかった．

●事例のポイント

- ●冠動脈バイパス術後 2 日目
- ●血行動態安定
- ●腹痛 → 徐脈 → 心停止
- ●腹痛，腹部症状との関連性がわからなかった

　図 32 の CT 画像は 3D で解析していますが，横隔膜下の腹部大
動脈瘤が破裂し，大量に出血しています．これは，せいぜい数分間
の出来事です．本事例の患者さんは，こういった状態を起こしたの
ではないかと考えられます．

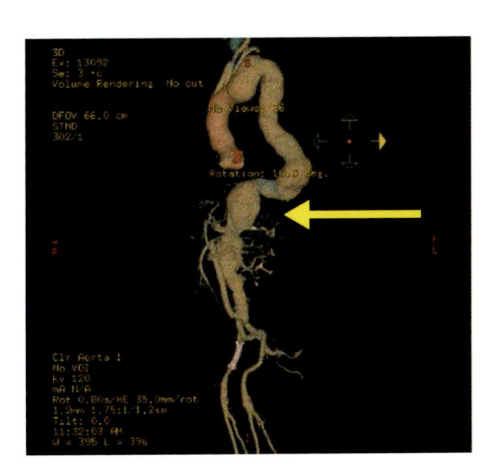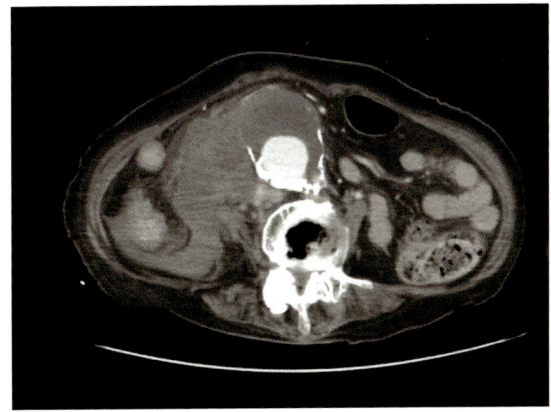

図 32　腹部大動脈瘤破裂

●この患者さんはどうすればよかったのか

- ●術後の症状は，手術に関連すると思い込んでいませんでしたか
- ●腹痛出現時のバイタルサインの評価は適切に行えていましたか
- ●術前の患者さんの状態（血圧，動脈硬化など）の評価はきち
  んとできていましたか

▶先入観にとらわれない

冠動脈バイパス術後の患者さんがもし胸痛を訴えたのであれば，すぐに12誘導心電図を撮って，心臓外科の担当医師を呼ぶことができたでしょう．胸痛は冠動脈バイパス術後の症状として当然，想定しているからです．

ところが術後の状態の安定していた患者さんが，想定外の腹痛を訴えたので，どうしたらいいのかわからなくなってしまった．結局，思考を停止させたのは先入観なのです．「心臓の術後なので，心臓以外の症状は起きない」という先入観があると大変なことになります．

▶バイタルサインの評価は適切に行えていたか

腹痛の出現前に，血圧が180mmHgまで上がっていたかもしれません．その後に腹痛を訴え，脈拍数がどんどん下がってきます．実は，血圧が上がっていたときに，腹腔内の動脈瘤が破裂し，循環血液量減少性ショックを起こしていた可能性があります．

通常は出血すると頻脈になって，その後血圧が徐々に低下します．ところが出血が急激，大量あるいは自律神経反射が低下している高齢者の場合は，大量出血をすると血圧も低下し，そのまま徐脈となり，適切な対応ができないと心停止という経過をたどります．

▶術前の状態の評価はできていたか

もしかしたら心臓外科の医師は，腹部に拍動性の腫瘤があることを手術時に把握していたかもしれません．しかし，それを病棟の看護師に伝えていなかった．

もし，情報共有ができていれば，大動脈の観察を行っていたでしょうし，腹痛の訴えがあったときに，真っ先に担当の心臓外科の医師を呼ぶことができました．そして緊急で大動脈置換術を行い，救命できた可能性があります．

●今後，注意すべきこと

入室時に，「以前から腹部に拍動性の腫瘤がある」という申し送りがあれば，注意して観察するでしょうし，疼痛の有無を問診したかもしれません．腹痛出現時に，すぐに脈拍数が低下したのか，そ

れ以外の症状，例えば，腹部が膨隆してきたことが確認できれば，後腹膜に大量に血液が漏出している可能性があります．もし，腹腔内に漏出したら，さらに腹部が膨隆してきます．そして，腹部が膨隆するくらい腹腔内に出血したときには，十分な輸血や輸液を行わないとやがて心停止になります．

先ほど書いたように，腹部で数分単位で急激に症状が進行する疾患というのは，血管性の疾患しか考えられません．今回は大動脈の事例をあげましたが，例えば，腹腔動脈解離は，成人男性が脂汗を流すような激痛があります．しかも痛い場所がはっきりしません．突然，腹痛が起こったときには疑ってみましょう．最近は画像診断が進んだので，腹腔動脈だけが解離しても CT でわかるようになりました．

さて，腹腔動脈解離はその後どうするかというと，血流を保てるよう安静にして，血圧のコントロールを行います．必要があれば塞栓術を行います．もし，閉塞したら腸管壊死を起こしますから，血行再建術を要することもあります．

腹痛をきたす疾患はたくさんありますが，血管性の疾患をまず考慮することを覚えておいてください．

2-8 転倒・転落

転ばないためにはどうする

　病棟での転倒・転落に関しては，日ごろから頭を悩ませていることと思います．頑張っても，転倒・転落のインシデントはなかなか減りません．それはなぜかというと，患者さん側の要因もありますが，どこに介入したらいいかがわかりにくいからです．

　救急外来のインシデントを紹介します．

　飲酒後転倒という主訴で，病院に来る前にすでに転倒している事例です．

事例1

　飲酒後転倒という主訴で救急車で搬入された患者．来院時の意識レベルはⅠ-2，採血の結果エタノールは 337mg/dL でした．来院してから2時間ほどは体動なく入眠している状況でした．付き添いはいなかったため，経過観察．ベッドの足元のカーテンのみ開けて，看護師同士，転倒・転落に注意するように声かけを行っていた．看護師が別の業務をしているとき「ドン」と音が聞こえ，訪室するとベッド柵は上がったままで，ベッドの右側に転落していた．転落後すぐに起き上がりトイレへ行った．「トイレに行きたかった」とのこと．明らかな外傷はみられなかった．

　救急車で搬入された患者さんですが，搬入時に外傷がなかったのはさいわいでした．転倒によって骨折したら，転んで折れたことによる治療日数のほうが余計にかかったりします．

　アルコールが原因だからしょうがないよねというのは簡単です．救急外来はアルコール中毒の患者さんがたくさん来ます．

　たいていの場合，最初はアルコール中毒で意識がないのですが，だんだん醒めてくると，点滴をしているのでトイレに行きたくなり

ます．「トイレに行きたくなったらナースコールしてください」と説明しているのですが，酔っ払っているので，本人は覚えていません．

　しかも夜中になって人手が少なくなったときに，寝ていると思ったら，いつの間にかトイレに行きたいと思って起き上がって，しかも，見たこともない場所に寝かされているので，不安になって，ベッドに柵があっても，たかだか何十センチなので乗り越えたところ，ストレッチャーが高くて上から転落しました．

　もう一つは，朝に救急搬送された患者さんの事例です．

> **事例2**
>
> 　朝，救急搬送された患者．意識障害，顔面擦過傷あり，到着後，経過観察用ストレッチャーに移動した．意識レベルⅠ-1，健忘あり．検査結果待ちの間，安静にして待つように伝えベッド柵を上げてナースコールの説明をしてその場を離れた．「ガタン」と音がして，行ってみるとストレッチャーの頭側床にうずくまっている患者を発見．トイレに行くために頭側の隙間から足を下ろしたが力が入らず，倒れたとのこと．

　おそらく脳血管障害などがあったのでしょう．健忘がある状態でした．しかもストレッチャーというのは，両脇のベッド柵は上がりますが，普通のベッドにある足元柵，頭側の柵がありません．だから上のほうにずっと上がっていくと，ストレッチャーの端から落ちてしまうこともあります．

●転倒・転落の対策

　事例のようなことがあっても，救急外来の看護師は自分たちが悪いと思って自分たちを責めますので，以下のような対策を考えます．

> ❶転倒・転落アセスメントシート作成
> 　入院例全例，入院時に作成
> 　救急外来で経過観察する事例もすべて
> ❷アセスメントシートの点数によって決められた対策（ベッド柵，体動コール，離床マット，抑制帯など）をとる

現在，当院で行っている対策は，「転倒・転落アセスメントシート」というのを全部の患者さんに対して入力しています．入院患者さんは入院時に全例記入，そして救急外来も同様です．外来は不要ではという意見もありますが，救急外来の場合は入院しない患者さんでも，先ほどのアルコール中毒の患者さんみたいにしばらく何時間か様子をみる人がいるので，経過観察の人は全例アセスメントシートに入力することにしました．

アセスメントシートを作成することによって，転倒のリスクを認識するとともに，アセスメントシートの点数によって，決められた対策があります．

- ●ベッド柵を使う
- ●体動コールを使う
- ●離床マットを使う
- ●抑制帯をつける，など

多少手間がかかることは，患者・家族に説明と同意を得ることです．例えば，高齢者が肺炎で入院したときは，「認知症もあるし転倒・転落のアセスメントでリスクが高いので，一応，落ちないようにベッド柵を上げておきますね」などと話します．

しかし，アルコール中毒の患者さんにこれを説明しても，絶対に同意は得られません．目が覚めたときに，「あなたはこういう状況だったので，こういったことをさせてもらいましたからね」ということで，事後に同意書をもらわなければなりません．

シートの中身（アセスメント項目）は以下ようになっています．

転倒・転落アセスメントシート①

〈聖路加国際病院　転倒・転落アセスメントシート〉

Ver.4 2012.12.26

運用マニュアル

入院後の再評価・予防対策立案

1 **アセスメント項目**　　　　**項目の内容**　　　　**予防対策の選択肢**

□ ①転倒経験　　　　過去1ヶ月間の転倒経験がある　　基本 または Ⅰ-A

□ ②歩行障害　　　　自立歩行不可能 こまた歩行、　　Ⅰ-A
　　　　　　　　　　　すくみ足、ふらつきあり

□ ③めまい、たちくらみ　　めまい、たちくらみがある　　Ⅰ-A

□ ④ナースコールで呼ぶことができない　　看護師を呼ぶことが必要だが　　Ⅰ-B または Ⅱ
　　　　　　　　　　　　　　　　　　　　呼ばずに動く

□ ⑤睡眠薬・精神安定剤の 服用　　これまで眠用していて眠用を維続する　　Ⅲ
　　　　　　　　　　　　　　　　or本日から眠用を開始する　　（他の対策と併せて選択可）

□ ⑥看護師の 直感　　　　　　　　　　　　　　　　患者の状況に応じて対策を選択

□ ⑦上記の項目すべてに該当なし　　　　　　　　　基本

□ ⑧上記以外の転倒・転落に関するリスク⇒ ［　　　　　　　　］

　　　　　　　　　　　　　　　　　　　　＊該当するアセスメント項目が多い場合は
　　　　　　　　　　　　　　　　　　　　「Ⅱ」を選択

スコア合計 ［0］＊1項目でも該当する項目がある場合は対策を立案する
　　　　　　　　＊スコア合計は転倒・転落リスクの目安（最高点は7点）

転倒・転落アセスメントシート②

2 **転倒・転落予防対策** (選択した対策にチェック)

　＊予防対策を選択し、その中の実施する項目（複数可）をチェックする

□ ＜予防対策: 基本＞

　　□ ベッドの高さやベッド柵の調整、環境整備など

　患者の状況

　　□ ADL自立　　　　□ 自力での体動(-)　　　　□ その他

□ ＜予防対策Ⅰ＞

　(Ⅰ-A:移動のための調整・看護師を呼ぶ事の説明)

　　□ 手すりの活用の説明、安全な歩行・移動のための調整

　　　　　　　　　　　　（アセスメント項目①②③などに該当する場合）

　　□ トイレへの移動時、病室内移動時には看護師を呼ぶことを説明する

　　　　　　　　　　　　（アセスメント項目①②③などに該当する場合）

　(Ⅰ-B:体動コール装着など)

　　□ 体動コール装着（1日中）

　　　　　　　　（アセスメント項目④などに該当する場合）

　　□ 体動コール装着（夜間、入眠中）

　　　　　　　　（アセスメント項目④などに該当する場合）

　　□ トイレへの移動後、そばを離れず観察する

　　　　　　　　（アセスメント項目④などに該当する場合）

　　□ カード（付き添います）をトイレのドアに表示する

転倒・転落アセスメントシート③

□＜予防対策Ⅱ＞　（該当するリスク項目が多い場合）
<mark>（複数の対策実施、安全ベルト装着など）</mark>

　　　□ 体動コール装着（1日中）
　　　□ 体動コール装着（夜間、入眠中）
　　　□トイレへの移動後、そばを離れず観察する
　　　□カード（付き添います）をトイレのドアに表示する
　　　□ 足元柵設置・新型ベッド足元柵使用
　　　□カード（足元柵使用中）を新型ベッドのベッド柵につける
　　　□ベッド柵をあげたまま柵に乗せて設置するオーバーテーブルを使用する
　　　□ 体幹抑制使用（体幹安全ベルト）
　　　□ 患者を看護師の目の届くステーションに移動する
　　　□ 家族の付き添いを検討する
　　　□ 病棟内で医師・看護師で転倒防止策を検討する

□＜予防対策Ⅲ＞　（アセスメント項目⑮などに該当する場合）
<mark>（睡眠薬・抗不安薬服用）</mark>

　　　□ 一般的な服用に伴う転倒のリスクと予防策を説明する
　　　□ 手すりの活用の説明、安全な歩行・移動のための調整
　　　□トイレへの移動時、病室内移動時には看護師を呼ぶことを説明する
　　　□ 夜間〜朝まで体動コール装着
　　　□ 入眠後に安全ベルト装着

転倒・転落アセスメントシート④

□＜予防策カード表示＞患者の予防策を病室入口に表示する

□＜その他＞　<mark>（患者の状況に応じて活用）</mark>

　　　□ヒッププロテクター装着　　　　□たたみ使用
　　　□ベストポジションバー（手すり）使用　　□ビームセンサー使用
　　　□マット型離床センサー使用
　　　□その他：（自由記載）

3　予防対策を変更した場合は、予防対策Ⅰ〜Ⅲのうち、該当する「説明書」を
　　出力して患者・家族に渡し説明する

- ●過去に転倒したことがあるか
- ●普段から歩行障害があるか
- ●めまい・たちくらみがあるか
- ●ナースコールで呼ぶことができない
- ●睡眠薬，安定剤を服用しているか

　もう一つ大事なのが看護師の直感（勘）です．これは最も大事だと思っています．

●「やばい，この人は危なそう（落ちそう）」

　「この人は危ないよね」．何がどう危ないかは説明できないけれど「やばいよね」と言うと，みんな「うんうん，この人は危ない」と．そういった直感は大事です．できたら，この直感が何から来ているかを明らかにしたいところですが．ただ，やはり直感でしかわからないというのはありますよね．

　急変もそうです．"嫌な予感"がして，勤務が終わって，明けて次の日に来てみると患者さんがいない．急変して亡くなっていたということがあるでしょう．

　「前の受け持ちのときに，何か嫌な予感がしていたんだ」と．嫌な予感というのは何なんでしょうか.嫌な予感というものについて，何がどう普段と違うのかをやはり言語化しないと，次の人には伝わりません．

　筆者は，直感と外傷があるか，さらに過去1カ月の転倒経験があるかないか，といったことをアセスメントしています．

●予防策として，どういったことをするか

- ●ベッドの高さを変えるのか
- ●ベッド柵を使うのか
- ●手すりを使うのか

　「トイレへの移動時には必ず看護師を呼んでください」と説明しても呼ばない人はたくさんいます．特にトイレなどは，わざわざ呼

んでまで行きたくない，普段，家では自分で行けているからという意識があると，呼びません．そうすると，ベッドから離れてトイレから帰るまで観察するしかありません．

▶体動コール

患者さんの服につけておくと，起き上がったときに壁からスポンと抜けるのでナースコールが鳴るというものもです．ただ，病棟で体動コールをつけている人が何人にもなると，あちこちで鳴るんですね．夜勤の場合だとマンパワーが少なく対応に困ることもあります．

▶転倒しやすい人

アセスメントさえすればいいというものではないですが，アセスメントすることによって，転倒する人のリスクの客観性が明らかになってきます．そこで一つはっきりしてきたのは，当院はせん妄を起こすと転倒しやすいということがあるので，入院する人は全員，せん妄発生のリスクのスクリーニングをすることにしました．点数化して，せん妄のリスクの高い人は自動的に精神科医などを含むリエゾンチームのコンサルティングを受け，まずは標準化された薬を処方することになっています．まだ大きな成果は出ていませんが，せん妄による転倒・転落のインシデントになる確率が少し減りつつあります．

ただ，入院する人すべてに対して，せん妄のスクリーニングを行うわけではありません．ICU では，全員にスクリーニングをするというよりも

- ●リスクの高い人
- ●普段からお酒を飲む人
- ●高齢者
- ●認知症がある

といった情報がある人だけに行いますが，そうでない人は週に1回見直します．

当然，術後せん妄も出てきますから，手術が終わった後にもう1回，せん妄がないか確認します．繰り返し行うことが大切です．

Part3

急変後の対応

3-1 復習，急変時の ABCD

まずは復習，急変時の ABCD

　急変が起こった後にすることを学ぶ前に，急変時の ABCD を復習しましょう.

　急変には ABCD があります. 蘇生の ABC ではなく，急変の ABCD です.

　BLS も今，ABC ではなくて CAB になりましたが，急変にも ABCD があることを知っておいてください.

蘇生の ABC
A：気道
B：呼吸
C：胸骨圧迫

蘇生の CAB
C：胸骨圧迫
A：気道
B：呼吸

> **蘇生の ABC ではなく，急変時の ABCD**
> A：Anticipate（予測）
> B：Behave（行動）
> C：Communication（意思疎通）
> D：Document（記録）

● A：Anticipate（予測）

　急変を「予測」することです.

　予測できたら急変とはならないでしょう. ですので，予測しておくに越したことはありません.

　例えば，以下のような患者さんの場合を考えてみます.

- 糖尿病がある 70 代の女性
- 熱が 38℃以上，CRP（C 反応性蛋白）が 25mg/dL，細菌感染症です
- 糖尿病がありますので，重症になりえます
- 尿路感染か胆道系感染かはわかりません
- 次には敗血症でショックになる

CRP の基準値
0.2mg/dL 未満

さて，この次，何に注意してみていけばよいのでしょうか.

●B：Behave（急変を起こした直後の行動）

　急変を起こした直後に，いったい何が原因だろうと考える時間の余裕はありません．立ち止まらず，すぐに行動します．場合によっては BLS，蘇生開始，応援要請のコールかもしれません．急変が起きたと認識した後はすぐに行動してください．

●C：Communication（意思疎通）

　これが意外と大事で，本書の最初にドクターコールの話をしましたが，Communication（意思疎通）はものすごく大切です．誰と意思疎通をするか．場合によっては同僚や担当医かもしれない，当直医かもしれない，家族かもしれない．そういった人たちとの意思疎通は大切です．

●D：Document（記録）

　急変の中で，正確な記録をとるのはなかなか難しいです．記録が大事な理由は，振り返りをするためです．誰かが記録しておかないと記憶があいまいになってしまいますので，メモでもよいので記録するようにしましょう．

3-2 急変後に対応すること

急変後にすること

　急変後の話ですが，当然，急変を起こしたときには，皆さんの施設にはインシデントレポートを提出する基準があるはずです.

- ●必要なら，インシデントレポート，状況報告書などを作成
- ●関係者での振り返り，シミュレーション
- ●関係者のケア

　その中に急変が入っているかもしれません．その際は，インシデントレポートを提出したり，状況報告書などを作成します.

　予定外の心停止や，予定外の集中治療室入室ということになれば，それを提出し，関係者で必ず振り返りをします．これは絶対，必要なことです.

　現場の人からは言い出しにくいので，病棟の責任者が「振り返りをしましょう」と言い出したほうがよいでしょう．看護師だけでなく必ず担当医，主治医も入れて，一緒に振り返りを行い，どうしたら急変を防げたかを話し合い，例えば，病室内の配置を考え直すなど具体的な対策につなげます.

●振り返りで未然に防げる急変を察知する

　実際に病室に人形を持ち込んで，急変時と同じことを行ってみましょう.

- ●何時何分に急変が起こった
- ●患者（人形）が心停止だ．誰か助けて
- ●誰かが来て，そして
  AED が来るまでに 5 分以上かかったら駄目です

　3 分以内に AED が来るような AED の配置になっているか，シ

ミュレーションをしてみます.

　急変でつらい思いをしている病棟のスタッフがいるでしょうけれど，次に同じようなことを起こさないためにはどうしたらいいかという結論まで出しておかないと，同じことが必ず起きます.

●心のケア

　一番大事なのは，当事者のうち年齢の若い医療スタッフたちの心のケアです．場合によっては，リエゾンの看護師や精神科の医師に面接をしてもらわないといけないでしょう.

　そういったケアをしておかないと，どんどん人（医療者）が辞めていきます．先きほども話したように一番立場の弱い人に責任が転嫁される傾向があります．それは組織がそういう風潮になっているからともいえるでしょう.

　本当は，一番悪いのは主治医だったりするのに，いつの間にか受け持ちの研修医が悪いという雰囲気になったりします．そうすると，若い研修医はいたたまれなくなります.

●警察に届ける

　特に異常死，診療行為の関連死というのは，いわゆる合併症死とは違うので，例えば，消化器の手術をして，肺炎を起こして，肺炎がよくならずに誤嚥性肺炎から ARDS になった場合，肺炎の合併症であるといったらそうですが，患者さんや家族としては大腸癌の内視鏡的な手術をして，まさか肺炎で亡くなるとは予想もしていないし，想像もしていないはずです．今は同意書などで，いろいろな起こりうる合併症の話はしていると思いますが，場合によってはそういった合併症というのは，異常死とどう関係するかグレーな部分があります.

　ただ，医療関係者が警察に逮捕されたり，身柄を拘束されたりする可能性もありますので，警察に届けることを検討する必要があります.

医師法第 21 条
患者さんが予測されない経過をたどって亡くなったときは，場合によっては異常死にあたります．そうすると医師法の中では，異常死は警察に届ける決まりになっています．警察に届けなかったことで，異常死を隠匿した医師が逮捕されたということがありました．少なくとも医師法第 21 条はまだ生きていますから，異常死が疑われるときには警察に届けます.

医療事故調査・支援センターの役割とは

●第三者機関への届け出

　2015 年 10 月から，「医療事故調査制度」というものができました．診療行為に関連した事故が起こった場合，医療事故調査・支援セン

ターという第三者機関に連絡をすることになっています.

そうすると,第三者機関が,「急変が本当に医療事故ではないのか」を調査します.

例えば,患者さんの家族が納得できないといったときに連絡することもあります.病院としては予想しない患者死亡に至ったときには,「そういった方法がありますよ」ということを家族に説明し,まずは原因や死因の解明を行います.

「原因はわかりませんでした」ではなく,「原因を解明するために,可能であれば病理解剖(承諾解剖)を勧める」ということです.

病理解剖に家族が同意しなければ,原因を解明するために警察に届けなければいけないことを説明したり,行政解剖になるかもしれないことを説明します.

●オートプシー・イメージング,死亡原因の究明

それでもどうしても同意が得られないときに,最近あるのは,AI(オートプシー・イメージング)という手段です.

解剖は嫌だが,CTを撮るくらいだったらいいと家族が同意すれば,亡くなった後に全身のCTを撮るという死後画像診断です.頭蓋内の病変で出血を起こしていたらCTでわかります.心臓や腹腔,胸腔,肺炎がひどくなった場合などは,なかなかCTではわかりませんが,予想していなかった大動脈の破裂や,血管系の異常はオートプシー・イメージングでわりとわかりやすいといえます.

原因がわからずに腹痛を訴えた後に徐脈になって心停止になり,原因が不明というときには,オートプシー・イメージングを行うと,「腹部大動脈瘤の破裂だった」というようなことが明らかになります.

そうすると,病院側が悪いのではなくて,「予想しない合併症が起こった」ということになります.つまり,

> ●警察に届けること
> ●医療事故調査・支援センターという第三者機関
> ●オートプシー・イメージング

という,いわゆる院内だけでは完結できず,院外の組織とかかわらなければいけない場合があるということを知っておく必要があります.

監察医務院
警察に届けると,東京都の場合は監察医務院で検視をするかどうかを判断します.警察が来て,検視が必要であれば,監察医務院で行政解剖が必要と判断します.

索引

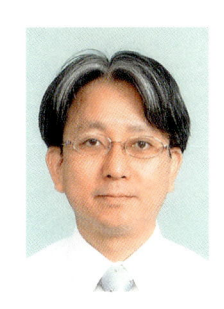

〈著者略歴〉
石松　伸一 （いしまつ しんいち）

1985年　川崎医科大学卒業，同附属病院救急部研修医
1993年　聖路加国際病院 救急部 副部長
2003年　同 救急部部長，救命救急センター長
　　　　この後，聖路加国際病院教育・研究センター教育研修部部長
2013年　同 副院長

Dr. 石松の 急変対応がスッキリわかる本
—病態の理解からドクターコールまで—

2018 年 6 月 25 日発行　　　　　　　　第 1 版第 1 刷　Ⓒ

著　者　石松伸一

発行者　渡辺嘉之

発行所　株式会社　**総合医学社**

〒101-0061　東京都千代田区神田三崎町 1-1-4
電話 03-3219-2920　FAX 03-3219-0410
URL：http://www.sogo-igaku.co.jp

Printed in Japan　　　　　　　　　　モリモト印刷株式会社
ISBN978-4-88378-664-0